desenvolvimento do bebê.

**Conclusão: Uma Jornada de Amor, Aprendizado e Conexão**
Encerramento do livro com uma reflexão sobre os principais pontos discutidos, e o reconhecimento de que a paternidade é uma jornada cheia de descobertas, desafios e recompensas.

# Sumário

### Capítulo 9: Cuidados com a Higiene do Bebê
Práticas essenciais para manter a higiene do bebê, desde o banho até o cuidado com a pele, garantindo saúde e bem-estar.

### Capítulo 10: Amamentação
O processo de amamentação, técnicas, os benefícios para o bebê e a mãe, e como superar possíveis dificuldades iniciais.

### Capítulo 11: Sono do Bebê
Entenda os padrões de sono do bebê, como criar uma rotina de sono saudável, e dicas para lidar com as dificuldades que podem surgir nessa fase.

### Capítulo 12: O Papel do Pai na Criação do Bebê
A importância da participação ativa do pai na criação do bebê, e como ele pode apoiar a mãe e compartilhar as responsabilidades.

### Capítulo 13: Desenvolvimento e Estimulação do Bebê
As etapas de desenvolvimento físico e cognitivo do bebê, e como os pais podem estimular seu crescimento de forma saudável.

### Capítulo 14: O Desenvolvimento do Bebê no Primeiro Ano
As principais fases do desenvolvimento no primeiro ano de vida do bebê, incluindo marcos de crescimento, habilidades motoras e emocionais.

### Capítulo 15: O Impacto Emocional da Maternidade e Paternidade
Como a chegada do bebê afeta emocionalmente os pais, as mudanças psicológicas, e como lidar com frustrações e expectativas.

### Capítulo 16: Família e Rede de Apoio
A importância da rede de apoio familiar e social no cuidado com o bebê e na saúde emocional dos pais, e como equilibrar a presença dos outros sem perder a intimidade da nova família.

### Capítulo 17: O Relacionamento do Casal Após o Nascimento
Como o relacionamento do casal pode mudar com a chegada do bebê, os desafios que surgem e dicas para manter uma relação saudável e forte.

### Capítulo 18: Quando e Como Pedir Ajuda Profissional
Saber reconhecer os sinais de quando é necessário buscar apoio profissional para lidar com questões de saúde mental, dificuldades na amamentação ou

# PREFÁCIO

A jornada da maternidade e da paternidade é, sem dúvida, uma das mais transformadoras e intensas que alguém pode viver. Para muitos, ela começa muito antes do nascimento do bebê, durante a gestação, quando os sonhos, as expectativas e, claro, as preocupações começam a se formar. Especialmente para a mãe, a gravidez é um período de profundas mudanças físicas e emocionais. Seu corpo se transforma a cada dia, e com ele, surgem novas sensações, algumas maravilhosas, outras desafiadoras. Mas além do corpo, é a mente que também se adapta à ideia de um novo ser que, em breve, dependerá dela para tudo.
É comum que a gestação seja um misto de felicidade e medo. A expectativa do nascimento de um filho é cercada de esperança, mas também de muitas incertezas. Para a mãe, esse período pode ser marcado por momentos de dúvida: "Serei uma boa mãe? Como será quando o bebê nascer? Conseguirei lidar com tudo?". Esses pensamentos são normais e fazem parte do processo de assimilação da nova identidade que está sendo formada. Afinal, não se trata apenas de gerar uma vida, mas de se transformar profundamente para acolher essa nova existência.

Quando o bebê finalmente chega, a avalanche de emoções toma outra dimensão. O cansaço físico causado pelas noites sem dormir, as demandas constantes do bebê, e a imensa responsabilidade que pesa sobre os ombros dos novos pais podem parecer avassaladoras. Para a mãe, em particular, os primeiros meses após o nascimento podem ser uma montanha-russa emocional. Oscilações hormonais, a recuperação física do parto e as exigências da amamentação podem deixar a nova mãe exausta, tanto física quanto emocionalmente.

Não é incomum que sentimentos de inadequação surjam, mesmo diante de todo o amor que se sente pelo bebê. É importante lembrar que ninguém nasce sabendo ser pai ou mãe. É um aprendizado diário, um processo que requer paciência, amor e, acima de tudo, apoio. Para muitas mães, a pressão para "dar conta de tudo" pode ser imensa. A sociedade muitas vezes espera que a mulher seja capaz de equilibrar todas as responsabilidades com graça e facilidade, mas a verdade é que não há perfeição na maternidade. E está tudo bem com isso.

A paternidade, por sua vez, também traz seus próprios desafios emocionais. O pai muitas vezes se vê em um papel de apoio, tentando encontrar sua própria forma de se conectar com o bebê, enquanto lida com a nova realidade familiar. Ele também precisa de espaço para processar suas próprias emoções e desenvolver sua relação com o bebê e a parceira.

Neste livro, buscamos oferecer não apenas informações práticas sobre a criação de um bebê, mas também um espaço de acolhimento para os sentimentos dos pais, especialmente da mãe, que muitas vezes se sente sobrecarregada pelas expectativas que recaem sobre ela. Mais do que qualquer manual de instruções, o que pais de primeira viagem precisam é de compreensão, apoio e a certeza de que é perfeitamente normal não ter todas as respostas. O mais importante é o amor que se cultiva a cada dia, no ritmo único de cada família.

Seja qual for o momento em que você se encontra nesta jornada, saiba que você não está sozinho. Cada passo, cada dúvida e cada momento de insegurança fazem parte da construção do vínculo mais profundo e genuíno que se pode ter: o de cuidar e amar incondicionalmente um filho. Este livro é um guia, mas também uma mão amiga, lembrando sempre que, apesar de todos os desafios, você é capaz, e o amor que você oferece ao seu filho será sempre o seu maior acerto.

# CAPÍTULO 1: O INÍCIO DA JORNADA - DESCOBRINDO A GRAVIDEZ

*Aqui abordamos o momento marcante da descoberta da gravidez, explorando as emoções e reações que surgem quando uma nova vida é anunciada. Desde a alegria inicial até as dúvidas e medos que podem aparecer, ele oferece um olhar acolhedor sobre as mudanças físicas e emocionais que começam a acontecer com a mãe. Também destaca a importância do apoio emocional, do cuidado com a saúde desde o início e da construção do vínculo com o bebê, marcando o início de uma jornada transformadora.*

Descobrir a gravidez é um momento que marca o início de uma profunda mudança na vida de qualquer mulher. Seja uma gravidez planejada ou uma surpresa inesperada, essa descoberta desperta uma avalanche de sentimentos. De repente, a realidade muda: o que antes era uma ideia ou um sonho, agora se transforma em uma nova vida crescendo dentro de você. Para muitas, é um momento de grande alegria, mas também pode ser acompanhado por dúvidas, medos e incertezas.

Os primeiros dias após a descoberta são, muitas vezes, um turbilhão de pensamentos. Há a excitação com o que está por vir, mas também a necessidade de absorver essa nova realidade. E junto com isso, surgem perguntas: "Estou pronta para isso?", "Como será a gravidez?", "O que preciso fazer agora?". É natural que essas dúvidas apareçam e, nesse momento, o apoio emocional de pessoas próximas se torna essencial. Compartilhar essa notícia com o parceiro, a família ou amigos confiáveis pode trazer alívio e acolhimento.

A primeira coisa a fazer é marcar uma consulta com o médico. As primeiras semanas são importantes para garantir que tudo está correndo bem, e as orientações médicas são fundamentais para cuidar tanto da saúde da mãe quanto do bebê. Além disso, o início do pré-natal traz consigo a sensação de que as coisas estão se organizando. Os exames, ultrassons e orientações médicas começam a formar um caminho para essa nova jornada.

Físico e emocionalmente, muitas mudanças começam a acontecer. Para algumas mulheres, os sintomas físicos, como enjôos e cansaço, surgem logo nas primeiras semanas, sinalizando que o corpo já está trabalhando para se adaptar a essa nova fase. Para outras, pode levar mais tempo para que esses sinais apareçam. No entanto, independentemente de quando os sintomas surgirem, é importante estar atenta ao que o corpo está dizendo e começar a ajustar sua rotina, incluindo descanso e alimentação mais balanceada.

Em termos emocionais, a descoberta da gravidez pode trazer à tona uma montanha-russa de sentimentos. A alegria pode vir acompanhada de uma sensação de responsabilidade e até de medo. O futuro parece cheio de possibilidades, mas também de incertezas. Como será a vida com o bebê? Será que tudo vai correr bem? Esses sentimentos são normais e fazem parte do processo de se preparar para essa nova fase da vida.

A descoberta da gravidez também é o momento de começar a criar o vínculo com o bebê, mesmo que ainda não haja sinais visíveis. A ideia de que existe uma nova vida crescendo dentro de você é poderosa, e conforme os dias passam, esse vínculo se torna mais forte. Conversar com o bebê, imaginar o futuro juntos e preparar-se emocionalmente para a maternidade são formas de nutrir essa conexão desde o início.

Nesse primeiro passo da jornada, é importante lembrar que não existe um único jeito de viver essa fase. Cada mulher experimenta a descoberta da gravidez de maneira única, e não há respostas certas ou erradas para os sentimentos que surgem. O mais importante é acolher suas próprias emoções, permitir-se vivê-las e buscar apoio quando necessário. Essa descoberta é apenas o começo de uma jornada de amor, aprendizado e crescimento – tanto para a mãe quanto para o bebê.

# CAPÍTULO 2: PREPARAÇÃO E ORGANIZAÇÃO

*Focado em garantir que a preparação para a chegada do bebê seja feita de maneira detalhada, proporcionando um ambiente seguro, funcional e organizado para atender às necessidades imediatas da nova família.*

A chegada de um bebê é um momento emocionante, mas também repleto de responsabilidades. Para que tudo corra da melhor forma possível, é essencial que os pais, especialmente a mãe, estejam bem organizados e preparados para os desafios que os primeiros meses irão trazer. Uma preparação adequada pode reduzir o estresse e permitir que a nova rotina seja mais tranquila. Neste capítulo, abordaremos como organizar o ambiente do bebê, selecionar os itens essenciais e estabelecer uma rotina que atenda às necessidades da nova vida.

Uma das primeiras etapas da preparação envolve garantir que o ambiente onde o bebê vai viver seja seguro e confortável. Isso começa com o quarto do bebê, mas vai além das suas paredes. Cada espaço que ele frequentará – desde o berço até o local de troca de fraldas e as áreas onde ele será alimentado – precisa ser pensado com segurança em mente. O berço, por exemplo, é um dos elementos centrais. Para evitar acidentes, ele deve ter barras firmes com o espaçamento adequado, que é geralmente inferior a seis centímetros. Isso impede que o bebê prenda a cabeça entre as barras. Além disso, o colchão deve ser firme e ajustado ao tamanho do berço, sem deixar espaços nas bordas onde o bebê possa ficar preso.

Dentro do berço, menos é mais. Cobertores, travesseiros,

protetores de berço e brinquedos macios são encantadores, mas também podem representar perigos sérios, como asfixia. Portanto, para garantir a segurança do bebê enquanto ele dorme, é recomendável que o berço esteja praticamente vazio, apenas com o colchão firme e lençóis ajustados. Um saco de dormir para bebês pode ser uma boa alternativa ao cobertor tradicional, mantendo o bebê aquecido sem o risco de sufocamento.

Outro aspecto importante da segurança é a posição do bebê ao dormir. Desde 1992, a Academia Americana de Pediatria recomenda que os bebês sejam colocados para dormir de barriga para cima, a fim de reduzir o risco de Síndrome da Morte Súbita Infantil (SMSI). Essa prática, amplamente adotada, provou ser uma das medidas mais eficazes para proteger os recém-nascidos.

Mas a preparação para a segurança não se limita ao berço. Outros equipamentos também precisam de atenção. A cadeirinha de transporte, por exemplo, é um item obrigatório. Ela não apenas garante a segurança do bebê durante os deslocamentos de carro, mas também é exigida por lei em muitos países. É crucial que a cadeirinha seja instalada corretamente, seguindo todas as instruções do fabricante e ajustada conforme o peso e a idade do bebê. Muitos pais de primeira viagem podem sentir-se inseguros em relação a essa instalação, mas hospitais, bombeiros e outros profissionais podem oferecer assistência para garantir que a cadeirinha esteja adequada.

Com o ambiente de sono e transporte seguro garantido, o próximo passo na organização é adquirir os itens essenciais para os cuidados diários. A lista de compras pode ser assustadora, mas focar no básico ajuda a evitar o acúmulo de objetos desnecessários. Fraldas são, sem dúvida, uma das primeiras coisas que os pais devem ter em quantidade abundante. Nos primeiros meses, um bebê pode usar de oito a doze fraldas por dia. Opte por fraldas de qualidade e tenha sempre um bom estoque em casa para não se preocupar com compras de última hora. Além disso, é importante ter uma lixeira própria para fraldas sujas, de preferência com tampas que minimizem o odor.

Além das fraldas, é necessário ter roupas adequadas para o recém-nascido. Os bebês crescem rapidamente, então a recomendação é não comprar muitas peças de tamanhos pequenos. Escolher roupas confortáveis, feitas de materiais macios e fáceis de vestir, como bodies com abertura frontal, facilita a troca e garante que o bebê se sinta confortável. Lenços umedecidos, creme contra assaduras e uma pomada protetora também são essenciais para os cuidados diários.

Banhar o bebê pela primeira vez é um dos momentos mais memoráveis, mas também pode ser um dos mais estressantes para os pais de primeira viagem. Ter uma banheira pequena e adequada para o tamanho do bebê ajuda a tornar essa experiência mais segura e agradável. Água morna, em uma temperatura entre 36 e 38 graus Celsius, é ideal para o banho, e certifique-se de testar a temperatura com o antebraço ou com um termômetro específico para evitar que esteja muito quente. Mantenha sempre uma mão firme sobre o bebê durante o banho para garantir que ele se sinta seguro e acolhido.

À medida que o ambiente e os itens essenciais são organizados, é natural que a rotina do bebê ainda pareça desordenada nos primeiros dias. Os recém-nascidos dormem e se alimentam em intervalos curtos e irregulares, o que pode ser cansativo para os pais. Porém, com o tempo, o bebê começará a seguir um padrão mais regular de sono e alimentação, o que permitirá que os pais criem uma rotina mais previsível. Estabelecer uma rotina de sono é importante para o bem-estar do bebê, mas isso deve ser feito gradualmente e respeitando as necessidades individuais de cada criança. Forçar um bebê a seguir um horário rígido desde cedo pode gerar estresse desnecessário para ambos, pais e filho.

A alimentação também segue um ritmo próprio, especialmente se o bebê for alimentado por meio da amamentação. Nos primeiros meses, é comum que o bebê amamente em livre demanda, ou seja, sem horários fixos. Isso pode acontecer com intervalos muito curtos, mas essa frequência é normal e contribui para o aumento da produção de leite materno. Para as mães que optarem por não amamentar ou que não possam fazê-lo, a fórmula infantil será a alternativa, e é essencial seguir as instruções de preparo com precisão para garantir que o bebê receba a nutrição correta.

Portanto, preparar-se para a chegada do bebê envolve mais do que simplesmente comprar itens e organizar o espaço. Trata-se de criar um ambiente seguro e acolhedor, onde tanto o bebê quanto os pais possam se ajustar à nova realidade de maneira suave e tranquila. O segredo está na organização, que, quando feita de forma cuidadosa, pode transformar os primeiros meses de vida do bebê em um período de descoberta e aprendizado, com menos preocupações e mais momentos de alegria.

# CAPITULO 3: A SAÚDE DA MÃE DURANTE A GESTAÇÃO

*Neste capítulo, exploramos a importância da saúde da mãe durante a gestação, um período que exige cuidados especiais tanto para o bem-estar físico quanto emocional. A gravidez traz consigo uma série de mudanças no corpo da mulher, e cuidar da saúde se torna fundamental para garantir não apenas o desenvolvimento saudável do bebê, mas também o bem-estar da mãe. Vamos abordar temas como nutrição adequada, atividade física segura, a importância do acompanhamento médico regular e o autocuidado emocional. Este capítulo é um convite para que a gestante reconheça suas necessidades, busque um equilíbrio e valorize a conexão com seu corpo, criando assim um ambiente saudável e amoroso para o novo membro da família que está por vir.*

A saúde da mãe durante a gestação é um dos pilares fundamentais para garantir o bem-estar tanto da mulher quanto do bebê. Durante os nove meses de gravidez, o corpo passa por transformações extraordinárias, e é essencial que esses meses sejam acompanhados de cuidados físicos e emocionais que contribuam para uma gestação saudável e tranquila.

Logo no início, a primeira recomendação é a realização do pré-natal. Este acompanhamento médico regular é indispensável para monitorar a saúde da mãe e o desenvolvimento do bebê. As consultas envolvem exames de rotina, como ultrassonografias e exames de sangue, além de conversas sobre a saúde mental e os sintomas que possam surgir. O pré-natal também é o momento ideal para esclarecer dúvidas e tratar questões como alimentação, sono, e quaisquer desconfortos que possam ocorrer ao longo da gravidez.

A alimentação, durante a gestação, assume um papel crucial. Agora, mais do que nunca, é importante garantir que o corpo receba os nutrientes necessários para apoiar o desenvolvimento do bebê e manter a mãe saudável. Incluir alimentos ricos em vitaminas e minerais, como ácido fólico, ferro e cálcio, ajuda a prevenir complicações e promover o crescimento adequado do feto. O consumo de frutas, verduras, proteínas magras, grãos integrais e a hidratação adequada devem ser priorizados, enquanto o excesso de cafeína, alimentos ultraprocessados e açúcar devem ser evitados.

Além da alimentação, a atividade física também pode ser benéfica, desde que adaptada à nova condição do corpo. Exercícios leves, como caminhadas, ioga para gestantes e natação, ajudam a manter a forma física, melhoram a circulação, diminuem o risco de complicações, como o diabetes gestacional, e ainda promovem um bem-estar emocional. Antes de começar ou continuar qualquer prática esportiva, é fundamental conversar com o médico para garantir que tudo esteja dentro dos limites seguros.

Outro aspecto essencial para a saúde da mãe é o descanso. Com o passar dos meses, o corpo se adapta às mudanças hormonais e ao crescimento do bebê, o que pode causar cansaço e desconforto. A qualidade do sono pode ser afetada por diversos fatores, como o aumento da barriga, azia, ou mesmo pela ansiedade sobre o que está por vir. Encontrar posições confortáveis para dormir e manter uma rotina de relaxamento, como banhos quentes ou a prática de técnicas de respiração, pode ajudar a melhorar a qualidade do sono.

A saúde emocional da mãe também merece uma atenção especial. Durante a gestação, os hormônios podem provocar mudanças de humor, fazendo com que, em um momento, a mulher sinta euforia e, no outro, ansiedade ou tristeza. Isso é completamente normal, mas é importante que essas emoções sejam reconhecidas e respeitadas. O apoio do parceiro, da família e dos amigos, além do acompanhamento médico, pode proporcionar conforto. E se a mãe sentir que está enfrentando dificuldades emocionais mais profundas, como depressão ou ansiedade excessiva, buscar ajuda profissional é sempre uma atitude de coragem e autocuidado.

Não podemos esquecer de mencionar os cuidados específicos com a pele e o corpo. A pele da gestante passa por mudanças, podendo ficar mais sensível ou propensa ao surgimento de manchas. Usar protetor solar, manter a pele hidratada e utilizar produtos recomendados para essa fase ajudam a minimizar esses efeitos. Além disso, o ganho de peso, que é natural e necessário durante a gravidez, pode causar estrias ou inchaço, e, por isso, manter uma rotina de cuidados diários pode ajudar a aliviar esses desconfortos.

É essencial que a mãe lembre que cada gestação é única. O que funciona para uma mulher pode não funcionar para outra, e tudo bem! O mais importante é que a mãe se sinta bem cuidada e ouvida ao longo desse processo. A gravidez é uma fase de mudanças intensas, mas com os cuidados certos, ela pode ser vivida com leveza, saúde e alegria.

Por fim, o foco na saúde durante a gestação não se trata apenas de preparar o corpo para o parto, mas também de preparar a mente e o coração para a nova vida que está por vir. Cuidar de si mesma é o primeiro passo para cuidar do bebê, e essa atenção vai se refletir nos momentos futuros, quando a energia e o amor serão mais necessários do que nunca.

# CAPÍTULO 4: AS MUDANÇAS FÍSICAS E EMOCIONAIS DA GESTAÇÃO

*Vamos mergulhar nas profundas transformações que ocorrem no corpo e na mente da mulher ao longo da gestação. A gravidez é um período de adaptações intensas e significativas, onde o corpo passa por mudanças físicas que muitas vezes são surpreendentes. Desde o crescimento da barriga até as mudanças hormonais que podem afetar o humor e a energia, cada fase traz novos desafios e descobertas. Além disso, discutiremos as emoções que podem surgir, como a ansiedade, a alegria, e até mesmo a insegurança, ressaltando a normalidade desses sentimentos. Este capítulo busca proporcionar um espaço de acolhimento, onde a gestante possa reconhecer e aceitar essas mudanças, entendendo que elas fazem parte de uma jornada única e transformadora. Vamos abordar também a importância do apoio emocional e das redes de suporte durante esse processo, reafirmando que não é preciso enfrentar essa experiência sozinha.*

A gestação é um período de transformações profundas, tanto físicas quanto emocionais. À medida que os meses passam, o corpo da mulher vai se adaptando para acolher o bebê que cresce dentro de si, e com essas mudanças vêm também uma série de sentimentos que podem variar de intensidade. Entender e aceitar essas mudanças é parte importante do processo, pois elas refletem o incrível trabalho que o corpo faz para gerar uma nova vida.

Fisicamente, o corpo começa a se transformar desde o início da gravidez. Nas primeiras semanas, os hormônios se ajustam para preparar o útero e o corpo para o bebê. Um dos primeiros sinais que muitas mulheres notam é o cansaço, que pode ser mais intenso nos primeiros meses. Esse cansaço, muitas vezes, é acompanhado por enjoos matinais, mudanças nos seios, que começam a se preparar para a amamentação, e uma sensibilidade maior a cheiros ou sabores. Cada gestação é única, e algumas mulheres passam por esses sintomas de maneira leve, enquanto outras podem sentir com mais intensidade.

À medida que o bebê cresce, o corpo da mãe vai se expandindo. A barriga começa a aparecer, o que é sempre um momento emocionante e cheio de significados. Mas com isso, também podem surgir desconfortos, como dores nas costas, inchaço nas pernas e uma sensação de peso. O útero vai se acomodando, e o centro de gravidade do corpo muda, exigindo mais cuidados com a postura e com o ritmo das atividades diárias. Por isso, encontrar momentos de descanso e relaxamento se torna essencial para aliviar esses desconfortos e dar ao corpo o tempo que ele precisa para se adaptar.

Além das mudanças físicas, há também um turbilhão de emoções que acompanha a gravidez. Os hormônios que trabalham intensamente para sustentar a gestação também têm um impacto direto no humor e nas emoções. Em um momento, você pode se sentir eufórica, radiante e ansiosa para conhecer o bebê; no outro, pode ser tomada por inseguranças e medos sobre o futuro. Esses altos e baixos emocionais são normais, e o mais importante é que você se permita senti-los, sem se culpar.

A gestação é uma fase em que a vulnerabilidade emocional é natural. Os medos sobre o parto, sobre a capacidade de ser uma boa mãe, ou até sobre as mudanças na relação com o parceiro podem surgir em algum momento. Nessas horas, conversar sobre o que está sentindo com pessoas próximas ou mesmo buscar o apoio de um profissional pode fazer toda a diferença. O diálogo aberto e sincero é uma forma poderosa de aliviar a ansiedade e fortalecer as conexões com quem está ao seu lado nessa jornada.

Outro aspecto emocional importante é a conexão com o bebê. Durante a gravidez, esse vínculo começa a se formar, mesmo antes de você poder sentir os primeiros movimentos dele. Algumas mulheres sentem essa conexão muito cedo, enquanto outras podem demorar um pouco mais, e isso é perfeitamente normal. A cada ultrassom, a cada batida do coração do bebê que você ouve, o laço vai se fortalecendo, e o amor vai crescendo aos poucos.

Essas mudanças físicas e emocionais são parte do processo de adaptação ao papel de mãe. O corpo e a mente se preparam para o que está por vir, e essa preparação é uma experiência única para cada mulher. O importante é respeitar esse processo, entender que nem todos os dias serão fáceis, mas que cada mudança, por mais desafiadora que pareça, tem um propósito: preparar você para a chegada do seu bebê.

No final das contas, as mudanças da gestação são um reflexo do poder transformador da maternidade. Elas são a prova viva de que seu corpo e sua mente estão se adaptando, se moldando e se fortalecendo para acolher uma nova vida. E, embora possa haver momentos difíceis, eles também são cheios de beleza e significado. Permita-se vivenciar cada etapa, reconhecendo a força que você tem e o quanto esse processo de transformação é grandioso.

# CAPÍTULO 5: O TRABALHO DE PARTO E O NASCIMENTO

*Neste momento, exploramos o culminar da gravidez: o trabalho de parto e o nascimento do bebê. Essa fase, cheia de expectativas e emoções intensas, pode gerar ansiedade e curiosidade, e é natural que a futura mãe tenha muitas perguntas. Aqui, discutiremos o que esperar durante o trabalho de parto, desde os primeiros sinais até o momento em que o bebê chega ao mundo. Vamos abordar as diferentes experiências de parto, seja natural ou cesárea, destacando a importância de um plano de parto flexível que atenda às necessidades e desejos da mãe.*

Chegar ao momento do parto é como se aproximar da grande culminação de uma jornada que começou meses atrás. É o momento de trazer ao mundo aquele serzinho que você carregou e nutriu dentro de si. E embora o trabalho de parto possa parecer intimidante para muitas mulheres, ele também é um dos eventos mais poderosos e transformadores que uma pessoa pode vivenciar. É o começo de um novo capítulo — para o bebê e para você.

O trabalho de parto em si pode ser diferente de tudo o que se imaginou. Pode começar de maneira sutil, com leves contrações que vêm e vão, ou pode chegar repentinamente, com um rompimento inesperado da bolsa. Cada corpo tem seu próprio ritmo, e não há uma única forma de viver esse momento. Por isso, o primeiro passo é tentar relaxar e confiar que o seu corpo sabe o que fazer. Ele foi feito para isso.

À medida que as contrações se intensificam, é natural sentir ansiedade e excitação ao mesmo tempo. As contrações são os sinais de que o corpo está se preparando para abrir o caminho para o bebê. Elas podem ser desconfortáveis, mas também são sinais do progresso que está acontecendo. Muitas mulheres acham útil ter uma técnica de respiração ou um foco mental para ajudá-las a passar por esse momento. A cada onda de dor, é importante lembrar que você está um passo mais perto de ter seu bebê nos braços.

O apoio emocional nesse estágio é crucial. Ter ao lado pessoas que te amam, seja o parceiro, a doula ou outro acompanhante de sua escolha, faz uma grande diferença. Eles estarão ali para segurar sua mão, oferecer palavras de incentivo e ajudar a manter um ambiente tranquilo. Não hesite em comunicar suas necessidades — se algo não estiver confortável, se quiser um momento de silêncio ou precisar de um abraço — o parto é seu, e você merece estar rodeada de cuidado.

Em muitos casos, o trabalho de parto pode ser longo, especialmente para mães de primeira viagem. Às vezes, o corpo leva horas ou até dias para se preparar completamente. Durante esse tempo, ouvir o seu corpo e as orientações médicas é essencial. Se necessário, intervenções como anestesia ou medicamentos podem ser oferecidas para aliviar a dor. E não há certo ou errado quando se trata de como lidar com o desconforto. Cada mulher tem suas próprias necessidades e limitações, e o mais importante é que você se sinta segura e respeitada em suas escolhas.

Quando finalmente chegar a hora de empurrar, você estará no ápice do processo. A força que vem de dentro é algo que muitas mulheres descrevem como algo quase instintivo, como se o corpo soubesse exatamente o que fazer. O momento em que você ouvir o primeiro choro do seu bebê é indescritível. Toda a intensidade do trabalho de parto é substituída por uma alegria imensa e um alívio quase imediato. O cansaço desaparece por um instante, e tudo o que importa é que você conseguiu.

O nascimento pode ser rápido ou demorado, natural ou com

intervenção médica. Às vezes, o parto acontece de maneira diferente do que você planejou ou desejou, e isso pode ser frustrante no início. No entanto, o mais importante é o resultado final: o bebê chegou, saudável e nos seus braços. Não importa o caminho que o parto seguiu, seja vaginal, com anestesia, ou uma cesariana, cada nascimento é único e válido. Cada mãe é uma guerreira, e o processo que levou até aquele momento é digno de admiração.

Após o nascimento, você pode sentir uma avalanche de emoções. Desde a euforia do primeiro contato com o bebê até um cansaço profundo que parece invadir seu corpo. Esse é o momento de se permitir ser cuidada. Não tenha pressa em fazer nada — nem em levantar, nem em atender a todas as demandas ao seu redor. O primeiro contato pele a pele com o bebê, muitas vezes chamado de "hora dourada", é um momento mágico. O toque suave do bebê contra sua pele promove um vínculo poderoso e também ajuda o bebê a se adaptar ao mundo exterior.

É nesse momento que você se dá conta de que tudo valeu a pena. As dores, o cansaço, a espera — tudo culminou em uma nova vida que agora depende de você para ser nutrida e amada. E, embora o trabalho de parto seja apenas o começo dessa jornada, ele marca o fim de uma fase e o início de uma nova história. Uma história que você e seu bebê vão construir juntos, dia após dia.

Conforme você segura o seu bebê pela primeira vez, saiba que, independentemente de como foi o trabalho de parto, você fez um trabalho incrível. Cada contração, cada esforço, cada lágrima — tudo isso te trouxe até aqui. E agora, começa a aventura mais linda de todas.

# CAPÍTULO 6: O PUERPÉRIO - O PERÍODO PÓS-PARTO

*Neste segmento, mergulhamos no puerperio, o período que se inicia após o nascimento do bebê e se estende pelas primeiras semanas, geralmente até os seis meses. Esse é um momento de profundas transformações, tanto físicas quanto emocionais, e é vital que as novas mães compreendam o que esperar durante essa fase.*

O puerpério, ou período pós-parto, é uma fase única e delicada que começa logo após o nascimento do bebê. Muitas vezes chamado de "quarto trimestre", é um momento de profundas transformações, tanto físicas quanto emocionais. Embora o nascimento marque o fim da gravidez, é também o início de um novo ciclo — de adaptação, descobertas e, muitas vezes, desafios inesperados. O puerpério é uma fase de recuperação para o corpo da mulher e de transição para a nova vida como mãe, com todas as alegrias e incertezas que isso traz.

Logo após o parto, o corpo da mulher começa a se reajustar, voltando ao seu estado pré-gestacional. O útero, que cresceu imensamente durante a gravidez, começa a contrair-se para voltar ao tamanho original. Esse processo pode causar desconforto, com cólicas semelhantes às menstruais nos primeiros dias. Também é comum o surgimento de um sangramento vaginal, conhecido como lóquios, que pode durar algumas semanas. Esse é um sinal de que o corpo está expelindo o restante dos tecidos da gravidez e se curando.

Fisicamente, o cansaço pode ser avassalador. Após o intenso trabalho de parto ou uma cesárea, o corpo está exausto, e o bebê exige atenção constante. As noites de sono fragmentado, as mamadas frequentes e a adaptação à nova rotina podem deixar a mulher se sentindo esgotada. É fundamental, neste momento, que a mãe seja gentil consigo mesma. Aceitar ajuda, descansar sempre que possível e não se cobrar por "dar conta de tudo" são atitudes essenciais para manter o bem-estar físico e emocional.

Além das mudanças físicas, o puerpério também é um período de intensas transformações emocionais. Para muitas mulheres, os primeiros dias e semanas após o nascimento do bebê são uma mistura de euforia e vulnerabilidade. O contato com o bebê, o cheiro dele, o primeiro olhar — esses momentos são únicos e podem trazer uma alegria profunda. Mas, ao mesmo tempo, há uma nova realidade que se impõe: a responsabilidade de cuidar de uma nova vida, os desafios da amamentação, e a adaptação à privação de sono. Esse turbilhão de emoções é comum, e é importante lembrar que sentir-se sobrecarregada em alguns momentos não diminui o amor que você sente pelo seu bebê.

Muitas mães passam por um fenômeno chamado "baby blues" nos primeiros dias após o parto. Isso se manifesta como uma tristeza leve, crises de choro sem motivo aparente, ou sentimentos de fragilidade. Esses sentimentos costumam ser transitórios e estão ligados às intensas mudanças hormonais que acontecem no corpo logo após o parto. No entanto, se essa sensação de tristeza persistir por mais de algumas semanas ou se transformar em um estado de apatia e desânimo, pode ser sinal de depressão pós-parto. Nesses casos, é fundamental buscar ajuda profissional, sem medo ou vergonha. A saúde mental da mãe é tão importante quanto a do bebê.

O relacionamento com o parceiro também pode passar por ajustes durante o puerpério. Com a chegada do bebê, muitas vezes o foco está completamente voltado para o recém-nascido, o que pode deixar pouco espaço para o casal. A comunicação aberta e honesta é essencial para que ambos possam se apoiar mutuamente nesse novo capítulo. Reconhecer que a fase inicial com o bebê é desafiadora, mas temporária, ajuda a atravessar esse período de transição com mais compreensão e paciência.

No puerpério, a rede de apoio tem um papel crucial. Ter pessoas queridas por perto para ajudar com tarefas domésticas, cuidar do bebê por alguns momentos ou apenas oferecer uma escuta atenciosa faz toda a diferença. Muitas mães sentem a pressão de serem capazes de "dar conta de tudo" sozinhas, mas é fundamental reconhecer que criar um filho é um esforço coletivo. Aceitar ajuda não é sinal de fraqueza, mas de autocuidado.

O puerpério também é o momento em que se inicia a amamentação, que pode ser uma experiência desafiadora para algumas mulheres. O início pode ser difícil, com dor, fissuras ou dificuldades na pega do bebê. É essencial ter paciência e, se necessário, buscar orientação de um profissional de saúde ou consultora de amamentação. Cada mulher tem sua própria jornada com a amamentação, e o importante é encontrar o que funciona melhor para você e seu bebê, sem se prender a expectativas externas.

Apesar dos desafios, o puerpério é um período cheio de momentos de ternura e descoberta. É quando você começa a conhecer de fato o seu bebê, a entender suas expressões, seus choros e suas necessidades. É um momento de construção de um laço inquebrável. Com o tempo, você vai se sentir mais confiante e mais conectada com esse novo papel de mãe.

No final, o puerpério é um lembrete poderoso de que o nascimento de um bebê também é o nascimento de uma nova mãe. Como em qualquer renascimento, há momentos de alegria e dor, de luz e sombra. Mas cada dia que passa traz mais aprendizado, mais força e uma conexão mais profunda entre você e seu bebê. E, no meio de todo o cansaço, há um amor incondicional que torna cada desafio valioso.

# CAPÍTULO 7: CUIDADOS BÁSICOS COM O BEBÊ

*O cuidado com um recém-nascido envolve uma série de responsabilidades, mas, acima de tudo, requer amor, paciência e muita dedicação. Cada bebê é único e, com o tempo, os pais aprendem a entender as necessidades do seu filho e a adaptar a rotina de cuidados de forma que funcione melhor para a sua família. Embora possa parecer difícil no início, a experiência de cuidar de um bebê é uma jornada recompensadora e profundamente transformadora.*

Assim que o bebê nasce, a primeira conexão estabelecida com os pais é através do toque. Segurá-lo pela primeira vez pode ser um momento carregado de emoção e, ao mesmo tempo, repleto de uma nova responsabilidade. O bebê é frágil, pequeno e totalmente dependente de você. Aprender a manusear o bebê de maneira segura e confortável é o primeiro passo. Ao pegar o bebê, sempre apoie a cabeça e o pescoço, pois seus músculos ainda estão se desenvolvendo. Utilize os antebraços e as mãos para dar suporte adequado, e mantenha-o sempre próximo ao seu corpo para proporcionar segurança e conforto.

A troca de fraldas é uma das atividades mais frequentes na rotina de um recém-nascido. Os bebês geralmente precisam de trocas a cada duas ou três horas, ou sempre que a fralda estiver suja. Isso ajuda a evitar irritações na pele e assaduras. Durante a troca, é fundamental limpar bem as áreas íntimas do bebê com lenços umedecidos ou algodão e água morna. Certifique-se de secar suavemente, evitando esfregar a pele delicada. O uso de pomadas contra assaduras também é recomendado para proteger a pele do bebê. Outra dica importante é ter sempre todos os itens necessários à mão antes de iniciar a troca, para que o bebê nunca fique sem supervisão, mesmo por alguns segundos.

O banho é outro momento crucial na rotina de cuidados com o bebê. Nos primeiros dias, pode ser uma tarefa delicada para os pais de primeira viagem. Inicialmente, o banho deve ser dado com o bebê deitado em uma superfície segura, utilizando apenas uma toalha macia e um pouco de água morna para limpar o corpo. Até que o cordão umbilical caia (o que geralmente ocorre entre 7 e 21 dias após o nascimento), o ideal é fazer a chamada "higiene por partes", limpando o rosto, as mãos, o bumbum e a área genital, evitando molhar o coto umbilical. Quando o cordão finalmente cair, o bebê já pode ser banhado em uma banheira própria para recém-nascidos. A água deve estar morna, e o banho deve ser rápido, para que o bebê não sinta frio. Sempre segure o bebê com uma das mãos apoiando a cabeça e o pescoço, e use a outra para lavá-lo delicadamente com sabonete neutro apropriado para bebês.

Como vimos antes, sono do recém-nascido é outro aspecto que requer atenção. A maioria dos bebês ainda não desenvolveu o ciclo completo de sono e vigília, e isso significa que eles podem acordar várias vezes durante a noite. Colocar o bebê para dormir com segurança é crucial para evitar riscos como a Síndrome da Morte Súbita Infantil (SMSI). A recomendação mais segura é sempre colocá-lo de barriga para cima em uma superfície firme, sem almofadas, cobertores soltos ou bichos de pelúcia, que podem aumentar o risco de asfixia. O bebê também deve dormir no mesmo quarto dos pais nos primeiros meses, mas em seu próprio berço ou moisés. Isso facilita a supervisão e os cuidados noturnos, além de reduzir os riscos associados ao co-sleeping (dormir na mesma cama).

O choro é a principal forma de comunicação do bebê. Inicialmente, pode ser desafiador entender o motivo do choro: ele está com fome, com sono, desconfortável ou apenas querendo aconchego? Com o tempo, os pais começam a identificar os padrões de choro do bebê e o que cada som pode significar. Muitas vezes, o simples fato de pegá-lo no colo, balançá-lo suavemente ou cantar para ele pode acalmá-lo. No entanto, o choro também pode ser um sinal de algo que requer mais atenção, como cólicas ou desconfortos físicos. As cólicas são comuns nas primeiras semanas e podem causar grande desconforto para o bebê e angústia para os pais. Técnicas como massagens suaves na barriguinha do bebê, banhos mornos e colocá-lo na posição vertical após as mamadas para ajudá-lo a arrotar podem aliviar a dor. Se o choro for persistente e o bebê parecer inconsolável, é sempre uma boa ideia buscar orientação médica para garantir que não haja outro problema de saúde envolvido.

A amamentação é um dos aspectos mais importantes do cuidado com o recém-nascido. O leite materno é o alimento mais completo e adequado para o bebê nos primeiros meses de vida, oferecendo todos os nutrientes necessários para seu crescimento e desenvolvimento. Além disso, amamentar promove um vínculo único entre mãe e bebê. Nas primeiras semanas, a amamentação pode ser desafiadora: o bebê e a mãe estão aprendendo juntos. É comum que, no início, a mãe sinta sensibilidade nos seios ou enfrente dificuldades com a "pega" correta do bebê. Persistir e buscar ajuda de um profissional de saúde, como um consultor de amamentação, pode ser a chave para superar esses obstáculos iniciais. Amamentar por livre demanda, ou seja, sempre que o bebê demonstrar fome, é a melhor forma de garantir que ele está recebendo o suficiente. É importante lembrar que a frequência com que o bebê se alimenta pode variar, especialmente nos primeiros dias.

Outro ponto que merece destaque é o conforto térmico do bebê. Como os recém-nascidos ainda não conseguem regular bem a própria temperatura corporal, é essencial garantir que eles estejam sempre vestidos adequadamente para o clima. Isso pode significar usar camadas extras de roupas durante o tempo frio ou, em dias mais quentes, vestir o bebê com tecidos leves e respiráveis. A regra geral é que o bebê deve estar vestido com uma camada de roupa a mais do que a mãe ou o pai está usando, considerando a temperatura ambiente.

Por fim, é importante que os pais mantenham um acompanhamento regular da saúde do bebê com o pediatra. As consultas regulares são essenciais para monitorar o crescimento, o desenvolvimento e o bem-estar geral do bebê, além de garantir que ele está recebendo todas as vacinas necessárias. Durante essas consultas, o pediatra também poderá esclarecer quaisquer dúvidas dos pais sobre o cuidado e o desenvolvimento do bebê, oferecendo orientação sobre alimentação, sono e outros aspectos importantes

# CAPÍTULO 8: ALIMENTAÇÃO E AMAMENTAÇÃO

*Abordando não apenas os aspectos nutricionais da alimentação, mas também as nuances emocionais e práticas que envolvem a amamentação e a introdução alimentar, proporcionando uma visão holística sobre o desenvolvimento do bebê nesse período.*

A alimentação é um dos aspectos mais importantes e, ao mesmo tempo, um dos que mais gera dúvidas e inseguranças para as mães de primeira viagem. A amamentação, em especial, é cercada de informações, mitos e desafios que podem tornar esse processo, que deveria ser natural, um pouco mais difícil para algumas mães. Neste capítulo, exploraremos a importância da amamentação, como lidar com os desafios iniciais, alternativas quando a amamentação não é possível, e a introdução alimentar nos primeiros anos de vida.

Desde o nascimento, o leite materno é o alimento ideal para o bebê. Ele contém todos os nutrientes necessários para o crescimento e desenvolvimento nos primeiros seis meses de vida, além de oferecer uma proteção imunológica valiosa. O colostro, que é o leite produzido nos primeiros dias após o parto, é especialmente importante por ser rico em anticorpos e proteínas que ajudam a proteger o bebê contra infecções. Muitas mães ficam surpresas ao notar que o colostro é mais espesso e de coloração amarelada, diferente do leite que virá a ser produzido nos dias seguintes. Este é o primeiro "superalimento" que o bebê recebe, e sua importância não pode ser subestimada.

A amamentação, porém, nem sempre é simples ou automática. Apesar de ser um processo natural, tanto o bebê quanto a mãe podem precisar de algum tempo para se adaptarem. O posicionamento correto do bebê no peito e a pega adequada são essenciais para garantir que ele consiga mamar de forma eficiente e que a mãe não sinta dor ou desconforto. Quando o bebê está bem posicionado, sua boca cobre não só o mamilo, mas também parte da aréola, criando uma sucção eficiente. Caso o bebê esteja apenas mordiscando o mamilo, isso pode causar rachaduras dolorosas e prejudicar a amamentação.

No início, é comum que as mães sintam sensibilidade nos seios durante as mamadas, mas a dor intensa ou a presença de fissuras nos mamilos pode ser um sinal de que a pega não está adequada. Para ajudar nesse processo, muitas maternidades oferecem o apoio de consultoras de amamentação, que podem orientar as mães quanto ao melhor posicionamento e técnicas de amamentação. Além disso, é importante que a mãe esteja confortável durante a amamentação, com uma postura que não sobrecarregue os ombros, pescoço ou costas. Usar uma almofada de amamentação pode ser uma boa solução para proporcionar maior conforto tanto para a mãe quanto para o bebê.

Outro desafio comum nos primeiros dias é a chamada "apojadura", que é a descida do leite. Ela ocorre, geralmente, entre o segundo e o quarto dia após o parto, e é marcada por um aumento considerável na produção de leite. Os seios podem ficar duros, inchados e até mesmo doloridos. Para aliviar esse desconforto, é recomendável amamentar com frequência, de preferência em livre demanda, ou seja, sempre que o bebê demonstrar sinais de fome. O uso de compressas frias entre as mamadas e massagens suaves também pode ajudar a reduzir o inchaço e aliviar a dor.

A amamentação em livre demanda não só alivia o desconforto da apojadura, como também garante que o bebê receba a quantidade de leite de que precisa. Nos primeiros meses, os bebês costumam mamar com muita frequência, e isso pode ser exaustivo para as mães. No entanto, essa fase é temporária e importante para a regulação da produção de leite. Quanto mais o bebê mama, mais leite a mãe produz, criando um ciclo natural de oferta e demanda.

Essa fase de adaptação, em que o bebê pode querer mamar a cada uma ou duas horas, é crucial para estabelecer uma boa produção de leite a longo prazo.

Outro aspecto fundamental da amamentação é seu papel emocional. A amamentação é um momento de vínculo entre mãe e bebê, uma oportunidade para ambos fortalecerem sua conexão. O contato pele a pele, o olhar carinhoso e a proximidade física ajudam a criar uma sensação de segurança e bem-estar tanto para a mãe quanto para o bebê. Além disso, a liberação de ocitocina durante a amamentação – o chamado "hormônio do amor" – contribui para o bem-estar emocional da mãe, promovendo uma sensação de calma e relaxamento.

No entanto, há casos em que a amamentação exclusiva pode não ser possível ou desejada, e tudo bem. Algumas mães podem enfrentar dificuldades, como a produção insuficiente de leite ou problemas de saúde que impedem a amamentação. Outras podem optar por complementar a alimentação com fórmulas infantis. O importante é que a mãe se sinta apoiada e informada para tomar as decisões que melhor atendam às necessidades dela e do bebê. Se a fórmula for necessária, ela deve ser escolhida com orientação pediátrica, e o preparo deve seguir rigorosamente as instruções do fabricante para garantir que o bebê receba a nutrição adequada.

Independentemente do método de alimentação, seja amamentação exclusiva, fórmula ou uma combinação dos dois, o mais importante é que o bebê seja alimentado de maneira adequada e que a mãe se sinta bem com suas escolhas. O que realmente importa é que o bebê esteja saudável e bem nutrido.

Quando o bebê atinge os seis meses de idade, é hora de iniciar a introdução alimentar, que é um marco importante no desenvolvimento nutricional e social. Até então, o leite materno ou a fórmula infantil forneciam todos os nutrientes necessários. Com a introdução alimentar, o bebê começa a explorar novos sabores, texturas e alimentos. A recomendação é que os alimentos sejam introduzidos gradualmente, começando com frutas, legumes e verduras amassados ou em pedaços muito pequenos.

A introdução de novos alimentos deve ser feita de maneira

paciente e gradual, permitindo que o bebê experimente cada sabor individualmente e observe qualquer possível reação alérgica. Os primeiros alimentos costumam ser ricos em ferro, como carnes magras, vegetais de folha verde-escura e leguminosas. O ferro é um nutriente essencial nessa fase, já que as reservas naturais do bebê, adquiridas durante a gestação, começam a diminuir por volta dos seis meses.

A transição do leite para os alimentos sólidos é uma jornada de descoberta para o bebê. Embora ele ainda dependa do leite materno ou fórmula como sua principal fonte de nutrição, os novos alimentos complementam a dieta, ajudando a desenvolver hábitos alimentares saudáveis. No entanto, é importante que a introdução alimentar não seja apressada. O bebê precisa de tempo para se acostumar com os novos sabores e texturas, e cada bebê tem seu próprio ritmo.

Além disso, é essencial que o momento da alimentação seja agradável. Forçar o bebê a comer pode gerar aversão aos alimentos, enquanto torná-lo um momento de diversão e aprendizado pode incentivar hábitos alimentares positivos. Deixar o bebê segurar pedaços de comida, sentir as texturas e até fazer um pouco de bagunça faz parte desse processo. A alimentação é muito mais do que uma necessidade fisiológica – é também uma experiência sensorial e social, que contribui para o desenvolvimento físico e emocional do bebê.

Em conclusão, a alimentação e a amamentação são partes centrais do início da vida do bebê, tanto em termos de nutrição quanto de vínculo afetivo. A amamentação, quando possível, oferece uma base sólida de nutrientes e anticorpos, mas, acima de tudo, é um momento de conexão íntima entre mãe e filho. Para as mães que enfrentam dificuldades com a amamentação, a busca por alternativas, como o uso de fórmulas, deve ser vista como uma decisão consciente e válida, sem culpa. À medida que o bebê cresce e começa a explorar os alimentos sólidos, esse processo continua a ser uma oportunidade de aprendizado e descoberta, que deve ser vivida com paciência e carinho.

# CAPÍTULO 9: CUIDADOS COM A HIGIENE DO BEBÊ

*Esse capítulo detalha a rotina de higiene do bebê, oferecendo informações essenciais e práticas para as mães de primeira viagem. Ele aborda cada aspecto do cuidado com a delicadeza necessária, transformando o que pode parecer uma tarefa intimidadora em momentos valiosos de conexão com o bebê.*

A higiene do bebê é um aspecto fundamental do cuidado diário, e envolve uma série de atividades que vão desde o banho, a troca de fraldas, até a limpeza de áreas sensíveis, como o umbigo e as orelhas. Para muitas mães de primeira viagem, essas tarefas podem parecer desafiadoras no início, mas com o tempo e prática, tornam-se uma rotina natural e cheia de carinho. Este capítulo trata de todos os detalhes necessários para cuidar da higiene do bebê, garantindo que ele esteja limpo, saudável e confortável.

O banho, talvez o momento mais simbólico dos cuidados com a higiene, é também uma oportunidade de vínculo entre mãe e bebê. Nos primeiros dias de vida, muitos pais sentem um certo receio de dar banho no recém-nascido, especialmente por ele parecer tão frágil. No entanto, com paciência e prática, o banho se torna uma das rotinas mais prazerosas tanto para os pais quanto para o bebê. O recém-nascido não precisa de banhos frequentes; um banho por dia ou a cada dois dias é suficiente, pois a pele do bebê é muito sensível e pode ressecar facilmente.

Antes de começar o banho, é importante garantir que todos os itens necessários estejam ao alcance das mãos: sabonete neutro específico para bebês, toalhas macias, algodão, fralda limpa e roupas secas. A temperatura da água é um dos aspectos mais importantes a ser considerado. A água deve estar morna, em torno de 36 a 37 graus Celsius. Uma maneira simples de testar a temperatura é com o cotovelo ou o dorso da mão, que são áreas mais sensíveis do corpo. O ambiente também deve estar aquecido e sem correntes de ar para evitar que o bebê sinta frio ao sair da água.

O banho do bebê deve ser breve, durando em torno de 5 a 10 minutos, e é recomendável começar pela cabeça e ir descendo pelo corpo. Um cuidado especial deve ser tomado com a cabeça e o pescoço, que precisam ser sempre apoiados de forma segura pela mão da mãe ou do pai. Durante o banho, é importante usar produtos suaves, que sejam livres de fragrâncias ou substâncias irritantes, pois a pele do bebê é muito delicada e pode ser facilmente irritada por produtos inadequados.

Outro ponto sensível é o cuidado com o umbigo. Nas primeiras semanas de vida, o coto umbilical precisa ser limpo adequadamente até que caia. O umbigo do bebê deve ser mantido seco e limpo, e é importante higienizá-lo com álcool 70% em toda troca de fralda ou após o banho, conforme a orientação médica. Embora muitos pais temam machucar o bebê ao limpar o umbigo, esse é um cuidado fundamental para evitar infecções. O coto umbilical normalmente cai entre 10 e 14 dias após o nascimento. Durante esse período, é crucial evitar o uso de faixas ou cintas, que não são recomendadas, pois podem abafar a área e causar complicações.

A troca de fraldas é uma das atividades mais frequentes nos primeiros meses de vida. Um recém-nascido pode precisar de até 10 trocas de fralda por dia, e cada troca deve ser feita com cuidado e atenção à higiene para evitar assaduras e irritações. Ao trocar a fralda, é importante limpar a região íntima do bebê com lenços umedecidos suaves ou algodão e água morna. Para as meninas, a limpeza deve ser sempre feita da frente para trás, para evitar a contaminação da área genital com bactérias do ânus. Já para os meninos, deve-se limpar a área do pênis com cuidado, sem puxar a pele do prepúcio, pois essa retração não é recomendada nos primeiros meses de vida.

Uma prática que ajuda a prevenir assaduras é aplicar uma pomada preventiva nas trocas de fraldas, especialmente nas áreas mais suscetíveis, como as dobrinhas das coxas e ao redor da região genital. Além disso, é importante não apertar demais a fralda, deixando espaço suficiente para que o bebê se sinta confortável e que a pele possa respirar. As fraldas devem ser trocadas assim que o bebê fizer cocô ou sempre que estiverem molhadas, para evitar que a pele fique úmida por muito tempo.

Outro cuidado essencial envolve as unhas do bebê. Embora pequenas, as unhas dos recém-nascidos crescem rapidamente e podem ser afiadas, fazendo com que o bebê acabe arranhando o próprio rosto. Para evitar isso, as unhas devem ser cortadas regularmente, usando uma tesourinha com ponta arredondada ou um cortador de unhas próprio para bebês. Esse procedimento pode ser feito durante o sono do bebê, quando ele está mais tranquilo e não se mexe tanto, facilitando o corte.

A limpeza dos olhos, nariz e ouvidos também faz parte da rotina de higiene. Os olhos do bebê podem acumular secreção, e essa área deve ser limpa delicadamente com um pedaço de algodão umedecido em água morna. Cada olho deve ser limpo com um pedaço de algodão separado, para evitar a transferência de bactérias entre os olhos. O nariz, por sua vez, pode ser limpo com o auxílio de um aspirador nasal suave ou com soro fisiológico em caso de obstrução nasal. Já os ouvidos não devem ser limpos com hastes flexíveis, pois há o risco de empurrar a cera para dentro do canal auditivo. Em vez disso, deve-se limpar apenas a parte externa da orelha com uma gaze ou toalha umedecida.

Um último ponto importante nos cuidados de higiene do bebê é a escolha das roupas. A pele do bebê é extremamente sensível, e, por isso, é recomendável optar por roupas de algodão, que são macias e respiráveis, evitando materiais sintéticos que podem causar irritações ou alergias. Além disso, as roupas devem ser lavadas com sabão neutro, sem perfumes ou produtos químicos agressivos, para minimizar o risco de reações alérgicas na pele do bebê. Também é importante não exagerar na quantidade de roupas. Mães de primeira viagem, por medo de que o bebê sinta frio, muitas vezes acabam vestindo muitas camadas de roupa, o que pode superaquecer o bebê. O ideal é sempre vestir o bebê com uma camada de roupa a mais do que o adulto está usando, de acordo com a temperatura ambiente.

O cuidado com a higiene do bebê é um ato de carinho e zelo. Além de manter o bebê limpo e protegido de possíveis infecções e irritações, esses momentos de cuidado diário, como o banho e a troca de fraldas, também são oportunidades para fortalecer o vínculo entre mãe e filho. A troca de olhares, o toque suave, a voz tranquila e o contato "pele a pele" durante esses momentos contribuem para o desenvolvimento emocional e para o bem-estar do bebê.

# CAPÍTULO 10: AMAMENTAÇÃO

*Este capítulo oferece uma visão detalhada do processo de amamentação, abordando desde os primeiros dias até os desafios comuns e as fases de crescimento do bebê. Ele busca capacitar as mães de primeira viagem com o conhecimento necessário para enfrentar as dificuldades, enquanto celebra a beleza e a importância desse ato de amor e cuidado.*

A amamentação é uma das primeiras formas de conexão profunda entre mãe e bebê, proporcionando nutrição completa e proteção imunológica para o recém-nascido, além de promover um vínculo emocional único. Para muitas mães de primeira viagem, a amamentação pode ser cercada de dúvidas, desafios e, às vezes, dificuldades. Este capítulo tem como objetivo fornecer uma compreensão ampla desse processo, destacando sua importância, abordando problemas comuns e oferecendo orientações para que a amamentação seja uma experiência agradável e benéfica.

Desde os primeiros momentos de vida, a amamentação desempenha um papel fundamental. Logo após o nascimento, o leite materno, especialmente o colostro — aquele líquido amarelo-ouro que surge nos primeiros dias —, é rico em anticorpos e nutrientes que ajudam a proteger o recém-nascido de infecções e a fortalecer seu sistema imunológico. Esse primeiro leite tem uma concentração elevada de proteínas e é exatamente o que o bebê precisa para começar sua vida de forma saudável. O colostro é muitas vezes chamado de "primeira vacina" do bebê, dado seu papel vital em fornecer proteção imediata ao recém-nascido.

Nos primeiros dias, tanto a mãe quanto o bebê estão aprendendo a amamentar. Embora a amamentação seja um processo natural, nem sempre é fácil no início. O bebê pode ter dificuldade em fazer a "pega" correta, o que é essencial para uma amamentação eficiente e confortável. A pega ideal acontece quando o bebê abocanha não apenas o mamilo, mas também uma boa parte da aréola. Isso garante que ele consiga extrair o leite de maneira adequada e sem machucar o mamilo da mãe. Uma pega incorreta pode causar dor, rachaduras e até mastite, que é uma inflamação do tecido mamário. Por isso, nos primeiros dias, é importante ter paciência e, se necessário, buscar orientação com um profissional de saúde ou consultora de amamentação para garantir que a mãe e o bebê estejam confortáveis.

A frequência da amamentação também é um aspecto que pode gerar dúvidas. Nos primeiros meses, o bebê deve ser amamentado em livre demanda, ou seja, sempre que demonstrar sinais de fome. Isso pode ocorrer a cada duas ou três horas, e em alguns momentos o bebê pode querer mamar com mais frequência, especialmente durante os chamados "picos de crescimento", que são fases em que o bebê precisa de mais leite devido a um rápido desenvolvimento. Esses períodos podem ser desafiadores para as mães, pois o bebê pode parecer insaciável e a amamentação se torna quase contínua, mas é uma fase temporária e muito importante para o desenvolvimento do bebê.

Um dos aspectos mais bonitos da amamentação é que ela não se resume apenas à alimentação física do bebê. Durante a amamentação, o contato pele a pele libera hormônios como a ocitocina, conhecida como o "hormônio do amor", tanto no corpo da mãe quanto no do bebê. Esse hormônio promove o vínculo entre os dois e também ajuda a reduzir o estresse e a ansiedade da mãe, além de estimular a contração uterina após o parto, ajudando o útero a voltar ao tamanho normal.

Para muitas mães, no entanto, a amamentação pode vir acompanhada de desafios. A produção de leite é uma preocupação comum. Muitas mães temem que não estejam produzindo leite suficiente para satisfazer o bebê. A boa notícia é que, na maioria das vezes, o corpo da mulher é perfeitamente capaz de produzir a quantidade certa de leite para o bebê. A produção de leite funciona sob o princípio da demanda e oferta: quanto mais o bebê mama, mais leite o corpo da mãe produz. Portanto, permitir que o bebê mame sempre que quiser é a melhor forma de garantir uma produção adequada de leite. Alguns sinais de que o bebê está mamando bem incluem ganho de peso constante, fraldas molhadas regularmente e um comportamento tranquilo após as mamadas.

Entretanto, algumas mães podem enfrentar dificuldades como dor ao amamentar, rachaduras nos mamilos ou ingurgitamento, que é quando os seios ficam excessivamente cheios e doloridos. Esses problemas são comuns, mas existem formas de aliviá-los. Aplicar compressas mornas antes da amamentação pode ajudar a facilitar o fluxo de leite, e compressas frias após a amamentação podem aliviar o inchaço e a dor. No caso de rachaduras nos mamilos, a correção da pega geralmente resolve o problema, e o uso de pomadas à base de lanolina pode ajudar a cicatrizar. É importante que as mães saibam que, embora esses desafios possam surgir, a grande maioria deles pode ser superada com paciência, apoio e orientação adequada.

Outro ponto importante a ser mencionado é o uso de bicos artificiais, como chupetas e mamadeiras, nas primeiras semanas de vida do bebê. O uso precoce desses itens pode interferir na amamentação, pois a sucção no peito é diferente da sucção em um bico de mamadeira. Isso pode levar à chamada "confusão de bicos", onde o bebê pode ter dificuldade em voltar a mamar no peito após se acostumar com o bico artificial. Assim, é recomendado evitar a introdução de chupetas e mamadeiras enquanto a amamentação não estiver bem estabelecida, o que geralmente acontece após o primeiro mês.

Com o passar dos meses, a amamentação começa a se ajustar de acordo com o desenvolvimento do bebê. A partir dos seis meses, a Organização Mundial da Saúde recomenda a introdução de alimentos sólidos, mas isso não significa que o leite materno perde sua importância. Mesmo após a introdução de outros alimentos, o leite materno continua sendo uma fonte essencial de nutrientes e deve ser mantido até pelo menos os dois anos de idade, ou pelo tempo que mãe e bebê desejarem.

Além dos benefícios nutricionais, a amamentação também tem impactos positivos na saúde da mãe. Estudos mostram que amamentar pode ajudar a reduzir o risco de certos tipos de câncer, como o de mama e de ovário. Além disso, a amamentação auxilia na perda de peso após a gravidez, pois o ato de amamentar queima calorias e ajuda o corpo da mãe a retornar ao seu estado pré-gestacional mais rapidamente.

É essencial que as mães recebam apoio durante a jornada da amamentação. O papel da rede de apoio, que inclui o parceiro, a família e até os profissionais de saúde, é fundamental. Muitas mães podem se sentir pressionadas ou desanimadas se a amamentação não for como esperavam nos primeiros dias ou semanas. Nesses momentos, é vital que elas saibam que não estão sozinhas. Amamentar é um processo de aprendizado tanto para a mãe quanto para o bebê, e cada jornada é única. Com suporte, paciência e informação, a maioria das mães consegue superar as dificuldades iniciais e estabelecer uma rotina de amamentação saudável e gratificante.

# CAPÍTULO 11: SONO DO BEBÊ

*Este capítulo oferece uma visão detalhada sobre o sono do bebê, ajudando os pais de primeira viagem a entenderem as necessidades e o comportamento do recém-nascido. Ele também aborda os desafios comuns e as estratégias que podem ser usadas para criar um ambiente e uma rotina de sono que promovam o bem-estar e o desenvolvimento saudável do bebê.*

O sono do bebê é um dos grandes desafios para os novos pais, especialmente porque os recém-nascidos têm padrões de sono muito diferentes dos adultos. Nos primeiros meses, os pais frequentemente sentem que seus próprios horários de descanso são interrompidos pelas necessidades de seu filho. No entanto, entender como funciona o sono do bebê e como ele evolui ao longo dos meses pode ajudar a criar expectativas mais realistas e a estabelecer rotinas que beneficiem tanto o bebê quanto os pais.

Nos primeiros dias de vida, os bebês passam a maior parte do tempo dormindo. Um recém-nascido pode dormir de 16 a 18 horas por dia, mas esses períodos de sono não ocorrem de forma contínua. Em vez disso, são divididos em ciclos de duas a três horas, alternando entre sono e vigília. Isso ocorre porque o estômago do bebê é muito pequeno, e ele precisa acordar frequentemente para ser alimentado. Essa necessidade fisiológica de acordar para mamar é perfeitamente natural e, com o tempo, o bebê começará a espaçar mais as mamadas e o sono se tornará mais prolongado à noite.

É importante que os pais saibam que, no início, o sono do bebê é irregular e que isso faz parte do desenvolvimento normal. Cada bebê é único, e enquanto alguns podem dormir por períodos mais longos logo cedo, outros podem demorar mais para estabelecer um padrão de sono previsível. O sono do recém-nascido é dividido em duas fases principais: o sono ativo e o sono tranquilo. No sono ativo, o bebê pode se mexer, fazer expressões faciais e até emitir pequenos sons, o que muitas vezes leva os pais a pensar que ele está acordando. No entanto, essa é apenas uma fase normal do ciclo de sono, e o bebê geralmente volta ao sono profundo sem precisar de intervenção.

Para ajudar o bebê a desenvolver bons hábitos de sono, muitos especialistas recomendam a criação de uma rotina desde cedo. Os bebês, assim como os adultos, se beneficiam de consistência e previsibilidade. Uma rotina de sono pode começar com atividades simples, como um banho relaxante, seguido de uma alimentação tranquila e, então, o momento de colocá-lo no berço. Essa sequência repetida todas as noites ajuda o bebê a associar esses sinais ao momento de dormir. O ambiente também desempenha um papel importante: o quarto deve ser silencioso, com iluminação suave e temperatura confortável. Um ambiente calmo e acolhedor facilita o relaxamento do bebê e contribui para um sono mais tranquilo.

Outro ponto fundamental é o local onde o bebê dorme. Muitos pais se perguntam se devem ou não dormir com o bebê no mesmo quarto ou na mesma cama. As recomendações de saúde sugerem que o bebê durma no mesmo quarto que os pais, mas em seu próprio berço, pelo menos até os seis meses de idade. Essa prática, conhecida como "room-sharing", ajuda a reduzir o risco de Síndrome da Morte Súbita do Lactente (SMSL) e também facilita a amamentação noturna, já que o bebê está próximo. No entanto, o "bed-sharing", ou seja, compartilhar a cama com o bebê, é desaconselhado por muitas organizações de saúde, pois aumenta o risco de sufocamento acidental.

A posição do sono também é um aspecto crucial. A recomendação médica atual é que o bebê seja sempre colocado para dormir de barriga para cima, em um colchão firme e sem travesseiros ou cobertores soltos no berço. Essa prática é uma das formas mais eficazes de reduzir o risco de SMSL. Embora muitos pais se preocupem que o bebê possa se engasgar dormindo nessa posição, os especialistas garantem que, para bebês saudáveis, essa é a posição mais segura.

Conforme o bebê cresce, por volta dos três a quatro meses, ele começa a desenvolver padrões de sono mais previsíveis. Muitos bebês já conseguem dormir por períodos mais longos à noite, embora ainda acordem uma ou duas vezes para mamar. Este também é o período em que os pais podem começar a perceber sinais de cansaço no bebê, como esfregar os olhos, bocejar ou ficar mais irritado. Identificar esses sinais e colocar o bebê para dormir antes que ele fique superestimulado é uma boa prática para garantir que ele adormeça mais facilmente.

Ao longo do primeiro ano, muitos bebês passam por períodos de regressão do sono, que podem ser desafiadores para os pais. Essas regressões geralmente ocorrem durante grandes marcos de desenvolvimento, como quando o bebê começa a rolar, sentar ou engatinhar. Durante esses períodos, o bebê pode acordar com mais frequência ou ter dificuldade para adormecer. Esses momentos podem ser frustrantes, mas são temporários e fazem parte do processo natural de crescimento. Manter uma rotina consistente e proporcionar um ambiente calmo para dormir pode ajudar a minimizar o impacto dessas regressões.

Outro aspecto relevante é o desenvolvimento de associações de sono. Os bebês muitas vezes associam certos elementos ao momento de dormir, como ser embalado, mamar ou usar a chupeta. Essas associações podem ser úteis, mas também podem se tornar dependências que dificultam que o bebê volte a dormir sozinho ao acordar durante a noite. Muitos pais optam por gradualmente ensinar o bebê a adormecer sem essas associações, permitindo que ele aprenda a se acalmar e voltar a dormir por conta própria. Existem várias abordagens para isso, e cada família deve encontrar a que funciona melhor para eles, sempre com base no conforto e bem-estar do bebê.

A transição para o sono noturno completo é gradual e pode levar algum tempo. Muitos bebês não dormem a noite toda até completarem um ano ou mais, e isso é perfeitamente normal. No entanto, com a criação de uma rotina consistente e um ambiente adequado, a tendência é que o bebê desenvolva padrões de sono mais previsíveis, o que traz alívio e descanso também para os pais.

Os primeiros meses de sono do bebê podem ser exaustivos para os novos pais, mas é importante lembrar que essa é uma fase passageira. Cada bebê tem seu ritmo, e com paciência, amor e apoio, tanto o bebê quanto os pais se adaptam a essa nova realidade. O sono do bebê evolui conforme ele cresce, e com o tempo, os momentos de descanso se tornam mais estáveis e tranquilos.

# CAPÍTULO 12: O PAPEL DO PAI NA CRIAÇÃO DO BEBÊ

*Explorando a importância do envolvimento ativo do pai na criação do bebê, mostrando que seu papel vai muito além de apenas oferecer suporte à mãe. A criação de um bebê é uma jornada compartilhada, e o papel do pai nessa trajetória é absolutamente essencial. Embora a mãe frequentemente assuma o foco nas primeiras semanas, especialmente devido à amamentação e à recuperação pós-parto, o envolvimento ativo do pai traz benefícios profundos tanto para o desenvolvimento do bebê quanto para o bem-estar da mãe, sendo uma figura essencial no desenvolvimento emocional e físico do bebê, e seu envolvimento é fundamental para a criação de uma família equilibrada, feliz e saudável.*

O papel do pai na criação de um bebê vai muito além do que tradicionalmente se imaginava. Hoje, mais do que nunca, espera-se que os pais estejam profundamente envolvidos em todas as fases do cuidado com seus filhos, desde os primeiros dias de vida. Esse envolvimento não é apenas benéfico para a mãe, que se sente apoiada e menos sobrecarregada, mas é fundamental para o desenvolvimento emocional, cognitivo e social da criança. O papel do pai é multifacetado, e cada interação dele com o bebê constrói um vínculo que perdura por toda a vida.

Nos primeiros momentos após o nascimento do bebê, o papel do pai é crucial para oferecer apoio emocional e prático à mãe, especialmente se ela passou por um parto difícil ou está lidando com as exigências da amamentação. Durante esses primeiros dias, a mãe pode estar fisicamente exausta e emocionalmente vulnerável, o que torna a presença do pai uma fonte de estabilidade. O pai pode ajudar a assegurar que a mãe tenha tempo para descansar e se recuperar, assumindo tarefas essenciais como trocar fraldas, acalmar o bebê, preparar refeições ou simplesmente estar disponível para oferecer um ombro amigo.

No entanto, o papel do pai não se restringe ao apoio à mãe. Ele é, de fato, uma figura insubstituível na vida do bebê desde o primeiro momento. Estudos mostram que bebês que têm interações regulares com o pai desde cedo tendem a desenvolver habilidades sociais mais avançadas e a lidar melhor com o estresse. A presença do pai oferece ao bebê uma perspectiva diferente de cuidado e conforto, e essa diversidade é enriquecedora para o desenvolvimento emocional e cognitivo da criança. O toque, a voz e a maneira como o pai interage com o bebê são únicos e contribuem para o crescimento equilibrado da criança.

É importante lembrar que, nos primeiros meses de vida, o pai também precisa desenvolver sua própria confiança na relação com o bebê. Diferente da mãe, que muitas vezes passa por uma conexão imediata com o filho devido à amamentação, o pai pode precisar de tempo para criar seu próprio vínculo. A melhor maneira de construir essa relação é através do contato frequente e das atividades diárias, como trocar fraldas, dar banho, ou simplesmente carregar o bebê no colo. Cada uma dessas interações contribui para fortalecer o elo entre pai e filho.

O envolvimento do pai não é apenas uma questão prática, mas também emocional. Bebês reconhecem a voz do pai desde a gravidez, e logo aprendem a distinguir o toque e o cheiro paternos. Um pai que participa ativamente da rotina do bebê, seja durante as trocas de fralda, nos momentos de brincadeira ou no colo para acalmar o choro, transmite uma sensação de segurança e conforto à criança. O envolvimento emocional do pai também é essencial para que o bebê sinta que está cercado de amor e cuidado por ambos os pais.

Além disso, o pai pode desempenhar um papel vital no equilíbrio familiar, especialmente em momentos de estresse. Durante o período pós-parto, conhecido por ser emocionalmente exigente para a mãe, o pai pode ajudar a aliviar a carga emocional e física que ela enfrenta, tornando o ambiente doméstico mais tranquilo e acolhedor. Isso não apenas beneficia a saúde mental da mãe, mas cria um espaço seguro e sereno para o bebê se desenvolver.

Outro aspecto fundamental do papel do pai na criação do bebê é seu impacto no desenvolvimento do próprio relacionamento conjugal. Quando o pai se envolve nas tarefas diárias e na rotina do bebê, o relacionamento com a mãe tende a se fortalecer. A criação conjunta de um filho pode ser um desafio, mas também é uma oportunidade de aprofundar a parceria e a cumplicidade entre os pais. Dividir as responsabilidades não só cria um ambiente mais justo e equilibrado, como também ajuda a evitar o esgotamento materno e o desgaste na relação conjugal.

Com o passar dos meses, o papel do pai se expande à medida que o bebê cresce e começa a interagir mais com o mundo ao seu redor. O pai torna-se uma figura central nas brincadeiras e na exploração, ajudando o bebê a desenvolver habilidades motoras e cognitivas. Brincadeiras mais físicas, como jogar o bebê para o alto (de maneira segura) ou levá-lo para caminhar no colo, são formas de estimular o desenvolvimento motor do bebê, além de fortalecer o vínculo afetivo. Esses momentos de diversão e interação entre pai e filho são essenciais para o desenvolvimento de uma relação saudável e de confiança.

A maneira como o pai lida com situações de choro e desconforto também é significativa. Enquanto a mãe pode ter mais facilidade em lidar com o choro do bebê devido ao tempo passado juntos na amamentação, o pai pode desenvolver suas próprias estratégias de acalmar e confortar o bebê. O simples ato de segurar o bebê perto do corpo, falando com uma voz suave e ritmada, pode ser extremamente reconfortante. Esses momentos de cuidado não só acalmam o bebê, mas também ajudam o pai a se sentir mais conectado e confiante em seu papel.

A paternidade ativa também tem um impacto direto na visão que a criança desenvolverá sobre os papéis de gênero e as dinâmicas familiares no futuro. Um pai envolvido, que cuida do bebê, compartilha tarefas domésticas e apoia a mãe, ajuda a criar um modelo de igualdade para a criança. Isso contribui para que ela cresça com uma visão equilibrada dos papéis parentais, reconhecendo que tanto o pai quanto a mãe são fundamentais no cuidado e na educação. Assim, o envolvimento do pai não só afeta positivamente o desenvolvimento emocional do bebê, como também molda suas expectativas e crenças sobre família e parentalidade para o futuro.

Outro ponto relevante é o exemplo que o pai dá para outros homens à sua volta. Na sociedade, a paternidade ativa é um modelo que se espalha. Quando um homem assume um papel participativo e ativo na criação do filho, ele desafia os estereótipos tradicionais e contribui para a construção de uma sociedade mais equilibrada e igualitária. Ele torna-se uma referência não só para o seu filho, mas também para outros pais e futuros pais que o observam.

Por fim, é essencial lembrar que o papel do pai, assim como o da mãe, está em constante evolução. À medida que o bebê cresce, novas demandas surgem, e o envolvimento do pai continuará sendo crucial. Desde as primeiras noites sem dormir até os primeiros passos e palavras, o pai é uma figura essencial para guiar, apoiar e cuidar do bebê. A paternidade, assim como a maternidade, é um aprendizado contínuo, e cada dia traz novas oportunidades para o pai se conectar com seu filho de maneira significativa.

# CAPÍTULO 13: DESENVOLVIMENTO E ESTIMULAÇÃO DO BEBÊ

*O desenvolvimento do bebê é uma jornada complexa e maravilhosa. A cada dia, o bebê descobre algo novo e os pais têm a oportunidade de participar ativamente desse processo. A estimulação adequada, combinada com o amor e o cuidado, proporciona um ambiente propício para que o bebê cresça e se desenvolva de maneira plena e saudável.*

O desenvolvimento do bebê é uma das áreas mais fascinantes e transformadoras nos primeiros anos de vida. Durante esse período, o bebê passa por uma série de marcos e evoluções que moldam sua capacidade física, cognitiva e emocional. Desde o primeiro sorriso até os primeiros passos, cada fase é marcada por pequenas, porém importantes, conquistas. E como pais, compreender essas fases e oferecer estímulos adequados pode fazer toda a diferença no crescimento saudável do bebê.

Nos primeiros meses de vida, o desenvolvimento do bebê está muito ligado às suas necessidades básicas e à exploração do ambiente ao seu redor. O cérebro do recém-nascido é como uma esponja, absorvendo estímulos a cada momento. Embora o bebê dependa dos pais para tudo, desde a alimentação até o conforto físico, ele também está constantemente aprendendo e se adaptando ao mundo. É por isso que o estímulo adequado, desde cedo, pode contribuir enormemente para seu desenvolvimento físico e mental.

O primeiro aspecto a ser observado é o desenvolvimento motor.

Nos primeiros meses, o bebê começa a ganhar controle sobre os movimentos do corpo, como segurar a cabeça, mover os braços e as pernas de maneira mais coordenada, e, eventualmente, aprender a rolar. Aqui, os pais podem ajudar oferecendo momentos de "tummy time", onde o bebê passa algum tempo de barriga para baixo para fortalecer os músculos do pescoço, ombros e costas. Esse simples exercício, que pode começar desde os primeiros meses, prepara o bebê para outras habilidades motoras importantes, como sentar, engatinhar e, mais tarde, caminhar.

A visão e a audição também passam por um rápido desenvolvimento nos primeiros meses de vida. Inicialmente, os bebês enxergam apenas a curtas distâncias e preferem rostos e objetos de alto contraste. É por isso que os pais frequentemente se veem em frente ao bebê, falando de forma suave e sorrindo – o bebê responde a essas expressões com curiosidade e, eventualmente, com o próprio sorriso. Sons suaves e melodias também são estímulos importantes. Canções de ninar, conversas frequentes e brinquedos com texturas e cores estimulantes ajudam a criar um ambiente rico em estímulos que favorece o desenvolvimento dos sentidos.

A interação social é outra peça fundamental no desenvolvimento do bebê. Mesmo muito pequenos, os bebês são capazes de reconhecer rostos familiares e responder a estímulos emocionais. O simples fato de olhar nos olhos do bebê, conversar com ele e responder aos seus sinais – como chorar ou sorrir – faz com que ele se sinta seguro e amado. Esse vínculo de afeto é essencial para o desenvolvimento emocional, e estudos mostram que bebês que recebem atenção emocional desde cedo são mais propensos a desenvolver uma autoestima saudável e um relacionamento equilibrado com os outros ao longo da vida.

Ao longo do primeiro ano, o desenvolvimento da linguagem também começa a se manifestar, ainda que em formas sutis. Mesmo antes de pronunciar as primeiras palavras, o bebê já está absorvendo a linguagem ao seu redor. Ele aprende os sons, as entonações e as expressões faciais que acompanham a fala. É por isso que falar com o bebê desde cedo, mesmo que ele ainda não entenda todas as palavras, é tão importante. Isso ajuda a construir a base para a aquisição da linguagem. Gradualmente, o bebê começará a balbuciar, emitir sons e, por fim, imitar palavras simples. Essa interação, quando acompanhada de gestos e expressões, enriquece ainda mais o processo de aprendizagem.

Estimular o desenvolvimento cognitivo também é crucial nessa fase. Brinquedos que incentivam a exploração e a resolução de problemas, como blocos de montar, brinquedos que emitem sons ou jogos de encaixe, são excelentes ferramentas para ajudar o bebê a desenvolver habilidades cognitivas. Além disso, brincadeiras simples, como o famoso "cadê-achou", são ótimas para desenvolver o senso de permanência do objeto, ou seja, a capacidade do bebê de entender que um objeto continua existindo mesmo quando está fora de vista. Esse tipo de brincadeira, além de ser divertido, também contribui para a construção de capacidades mentais mais complexas.

No entanto, é fundamental lembrar que cada bebê tem seu próprio ritmo de desenvolvimento. Comparações com outros bebês podem gerar ansiedade desnecessária. Enquanto alguns podem começar a engatinhar ou falar mais cedo, outros podem focar em habilidades diferentes, como a coordenação ou o reconhecimento de rostos e vozes. O importante é oferecer um ambiente seguro e estimulante, respeitando o ritmo do bebê e dando apoio em todas as fases.

Outro ponto essencial no desenvolvimento do bebê é a presença constante e afetuosa dos pais. O toque, o carinho e a atenção direta são estímulos poderosos que ajudam o bebê a se sentir seguro e confiante para explorar o mundo ao seu redor. O desenvolvimento emocional é igualmente importante ao físico e ao cognitivo. Um bebê que se sente seguro e amado é mais propenso a se aventurar em novas descobertas e a construir relações saudáveis no futuro.

À medida que o bebê cresce, os desafios e as oportunidades de estimulação também evoluem. O ambiente familiar, as brincadeiras e as interações diárias tornam-se os maiores influenciadores no desenvolvimento da criança. Incentivar a curiosidade, oferecer desafios adequados e, acima de tudo, estar presente, tanto física quanto emocionalmente, são as chaves para um crescimento equilibrado e saudável.

O desenvolvimento de um bebê é um processo contínuo e fascinante, e os pais desempenham um papel central nesse processo. Cada fase traz consigo novas descobertas e desafios, e estar atento a essas mudanças ajuda a garantir que o bebê receba o estímulo necessário para crescer e se desenvolver de forma plena. Estar presente, criar um ambiente acolhedor e incentivar a exploração do mundo são atitudes que farão toda a diferença nessa jornada.

# CAPÍTULO 14: O DESENVOLVIMENTO DO BEBÊ NO PRIMEIRO ANO

*O primeiro ano de vida de um bebê é repleto de descobertas e transformações incríveis. Em apenas 12 meses, um recém-nascido, totalmente dependente, se desenvolve e adquire habilidades motoras, cognitivas e emocionais que o capacitam a explorar o mundo ao seu redor de maneiras fascinantes. É um período que exige muita atenção e cuidado dos pais, pois cada etapa de crescimento traz novos desafios e conquistas. Este capítulo explora, em detalhes, o desenvolvimento do bebê mês a mês, fornecendo uma compreensão profunda sobre o que esperar em termos de evolução física, cognitiva, e emocional, além de como os pais podem estimular e apoiar essas etapas.*

Nos primeiros dias de vida, o bebê é bastante limitado em suas interações com o mundo. Grande parte de seu tempo é dedicado ao sono, à alimentação e ao desenvolvimento dos sentidos. A visão, por exemplo, ainda está em desenvolvimento e, nos primeiros meses, os bebês enxergam apenas formas e sombras a uma curta distância. Eles são atraídos por rostos humanos, especialmente os dos pais, e respondem bem a estímulos como a voz e o toque. A audição, por outro lado, está bastante apurada desde o nascimento, e é por isso que a voz da mãe, por exemplo, tende a ser tão calmante. O contato físico, como segurar o bebê, acariciá-lo e amamentá-lo, é fundamental para seu desenvolvimento emocional e para a criação de um vínculo forte com os pais.

A primeira grande mudança no desenvolvimento motor ocorre por volta do segundo mês, quando o bebê começa a sustentar a cabeça por breves momentos ao ser colocado de bruços. Esse exercício é fundamental para fortalecer os músculos do pescoço e os ombros, preparando-o para etapas mais avançadas, como rolar e sentar. É importante que os pais ofereçam tempo de "barriga para baixo" (também chamado de "tummy time") ao bebê enquanto ele estiver acordado e sob supervisão, pois isso ajuda a fortalecer os músculos necessários para essas futuras conquistas. No entanto, cada bebê tem seu ritmo, e o desenvolvimento motor pode variar de criança para criança.

Por volta dos três a quatro meses, os bebês começam a sorrir intencionalmente, e este sorriso é uma resposta social – um dos primeiros sinais claros de que o bebê está se conectando emocionalmente com as pessoas ao seu redor. Eles também começam a desenvolver melhor controle das mãos e dos dedos, conseguindo segurar objetos por alguns segundos. É nesse período que começam a explorar o ambiente com mais curiosidade, tentando pegar tudo o que está ao alcance. Isso é parte importante do desenvolvimento cognitivo e motor, pois o bebê começa a descobrir o mundo ao seu redor por meio do toque.

O desenvolvimento cognitivo do bebê também dá passos importantes a cada mês. No início, ele está focado em suas necessidades imediatas, como fome ou sono. Porém, com o passar dos meses, sua capacidade de interação com o ambiente se expande. Por volta dos cinco meses, muitos bebês começam a reconhecer objetos e rostos familiares, e alguns podem até demonstrar preferências por brinquedos ou músicas. É um momento em que eles ficam mais curiosos, acompanhando os movimentos das pessoas ao seu redor e tentando imitar sons e gestos.

Entre seis e sete meses, o bebê já consegue rolar de um lado para o outro e, em muitos casos, começa a se sentar sem apoio. Essa fase é marcada por uma grande evolução motora, já que o bebê está ganhando força e controle sobre o próprio corpo. É também o período em que ele começa a balbuciar com mais frequência, experimentando os sons que é capaz de produzir. Embora essas "palavras" ainda não tenham um significado específico, o balbucio é um passo importante no desenvolvimento da linguagem.

A introdução alimentar, que normalmente acontece por volta dos seis meses, também é um marco importante no desenvolvimento do bebê. É o momento em que ele começa a experimentar novos sabores e texturas, além do leite materno ou fórmula. Essa fase deve ser conduzida com paciência, pois o bebê ainda está se adaptando a essa nova forma de alimentação. O desenvolvimento dos sentidos do paladar e do tato é estimulado com a exploração dos alimentos, e os pais podem incentivar o bebê a experimentar diferentes opções saudáveis, sempre sob orientação pediátrica.

Por volta dos oito a nove meses, muitos bebês já estão engatinhando, ou ao menos fazendo algum movimento para tentar se locomover, seja se arrastando ou se apoiando em móveis para ficar de pé. Esse período marca o início de uma nova fase de exploração, onde o bebê tem mais liberdade para se mover e descobrir o ambiente. O desenvolvimento motor está em plena atividade, e os pais devem garantir que o ambiente esteja seguro para evitar acidentes. O bebê também começa a entender mais sobre causa e efeito, e brincadeiras simples, como derrubar objetos e vê-los cair, se tornam fascinantes.

Entre os dez e doze meses, a maioria dos bebês começa a se levantar e dar os primeiros passos, embora alguns possam demorar um pouco mais para caminhar sozinhos. Esta é uma das grandes conquistas motoras do primeiro ano, e representa um novo patamar de independência para o bebê. Em termos cognitivos, o bebê agora entende muito mais sobre o mundo ao seu redor. Ele começa a entender palavras simples, como "não" ou seu próprio nome, e pode até começar a falar suas primeiras palavras. A comunicação se torna mais interativa, e o bebê pode começar a apontar para objetos que deseja ou imitar gestos e expressões dos pais.

O desenvolvimento emocional também floresce nesse período. O bebê começa a demonstrar afeto de maneira mais evidente, abraçando os pais ou expressando felicidade ao vê-los. A ansiedade de separação, no entanto, pode surgir nessa fase, e é comum que o bebê chore quando os pais saem de perto. Isso ocorre porque o bebê começa a entender que as pessoas podem ir embora e voltar, mas ainda não tem plena confiança de que isso sempre acontecerá. A paciência e a constância dos pais são fundamentais para acalmar o bebê durante esses momentos.

O primeiro ano de vida é uma jornada incrível, cheia de mudanças rápidas e marcantes. Cada conquista, seja ela um simples sorriso ou os primeiros passos, representa uma nova fase de crescimento. Os pais têm um papel crucial em estimular e apoiar o desenvolvimento do bebê, criando um ambiente seguro, amoroso e enriquecedor. Brincadeiras interativas, conversas diárias, músicas e leituras de livros são algumas das formas de promover o desenvolvimento cognitivo e emocional do bebê.

# CAPÍTULO 12: O IMPACTO EMOCIONAL DA MATERNIDADE E PATERNIDADE

*A chegada de um bebê transforma a vida dos pais de maneiras profundas e muitas vezes inesperadas. Muito além das responsabilidades práticas, como alimentação, cuidados e a criação de uma nova rotina, a maternidade e a paternidade trazem consigo uma avalanche de emoções. Estas emoções podem variar de uma sensação de felicidade indescritível à exaustão física e mental, passando por dúvidas, inseguranças e até mesmo momentos de frustração. Este capítulo explora, em detalhes, o impacto emocional que a maternidade e a paternidade têm sobre os novos pais, destacando as mudanças psicológicas e emocionais, bem como as estratégias para lidar com os desafios dessa fase.*

Desde o momento em que os pais descobrem a gravidez, uma mistura de emoções começa a surgir. Para muitas mães, a notícia de uma nova vida crescendo dentro delas traz uma alegria profunda, um sentimento de realização e a expectativa do que está por vir. Para os pais, essa descoberta pode ser igualmente emocionante, embora o impacto emocional nem sempre seja imediato. Nos primeiros meses da gestação, a realidade da paternidade pode parecer um conceito abstrato, mas, à medida que o tempo passa, ambos os pais começam a sentir a magnitude da responsabilidade que se aproxima.

Ao longo dos nove meses de gravidez, a mãe passa por uma montanha-russa emocional. As mudanças hormonais desempenham um papel significativo na oscilação de sentimentos, levando a momentos de euforia seguidos de tristeza ou ansiedade sem razão aparente. É importante que os pais compreendam que essas mudanças são normais e fazem parte do processo natural de adaptação ao novo papel que estão assumindo. Durante a gravidez, é comum que as mães enfrentem medos e inseguranças sobre o parto, a saúde do bebê e sua própria capacidade de cuidar de um recém-nascido. Esses sentimentos, embora desafiadores, são normais e devem ser encarados com empatia e paciência.

Com a chegada do bebê, o impacto emocional se intensifica. O puerpério, período logo após o parto, é especialmente delicado para as mães. Durante esse tempo, muitas mulheres experimentam o "baby blues", um estado de melancolia leve que afeta entre 50% e 80% das novas mães. Os sintomas incluem mudanças de humor, choro fácil, irritabilidade e sentimentos de sobrecarga. Embora o "baby blues" seja passageiro, durando geralmente de duas a três semanas, ele pode ser desconcertante, especialmente se os pais não estiverem preparados para essa transição emocional. Nesses momentos, o apoio do parceiro e da rede de apoio é essencial para ajudar a mãe a lidar com as demandas físicas e emocionais.

Para alguns pais, no entanto, o impacto emocional pode ser mais profundo e duradouro. A depressão pós-parto é uma condição séria que afeta até 15% das novas mães e, em alguns casos, também os pais. Diferente do "baby blues", a depressão pós-parto pode persistir por meses e causar sintomas como tristeza intensa, falta de energia, irritabilidade extrema, dificuldade em se conectar com o bebê, e até pensamentos de autoagressão. Se não tratada, a depressão pós-parto pode ter consequências a longo prazo para a saúde emocional da mãe, do pai e do bebê. Por isso, é vital que os sinais sejam identificados precocemente e que os pais busquem ajuda profissional sem hesitação. O apoio psicológico, seja através de terapia individual ou em grupo, pode fazer uma enorme diferença na recuperação da saúde mental dos pais.

Os pais, embora muitas vezes não sejam o foco principal quando se fala sobre o impacto emocional da paternidade, também experimentam grandes mudanças. Muitos homens se sentem pressionados a assumir o papel de "provedor" e "protetor", o que pode gerar ansiedade, especialmente em uma sociedade que valoriza a ideia de que os homens devem ser fortes e não demonstrar suas emoções. Além disso, o pai pode se sentir, em alguns momentos, à margem do processo, uma vez que o vínculo inicial entre mãe e bebê, especialmente durante a amamentação, tende a ser mais intenso. Isso pode levar a sentimentos de exclusão ou incerteza sobre como participar ativamente no cuidado do bebê. No entanto, é crucial que o pai reconheça sua importância no desenvolvimento emocional e físico do bebê, e que sua presença e apoio contínuos são essenciais para o bem-estar de toda a família.

A exaustão física e mental também é uma realidade constante nos primeiros meses de vida do bebê. As noites sem dormir, o choro constante e a necessidade de atenção praticamente ininterrupta podem deixar os pais física e emocionalmente esgotados. Muitas mães sentem a pressão de ser "perfeitas", de dar conta de tudo – do cuidado com o bebê, da casa, e até de suas próprias vidas profissionais. Essa pressão pode resultar em sentimentos de fracasso ou culpa, caso a mãe sinta que não está correspondendo às expectativas irreais que a sociedade, ou até ela mesma, impôs.

Por outro lado, os pais também podem se deparar com uma sensação de "perda de identidade". Antes do nascimento do bebê, a identidade de cada um era pautada em suas carreiras, interesses pessoais e vida social. Com a chegada do bebê, muitas dessas atividades precisam ser temporariamente deixadas de lado, o que pode causar frustração. Essa sensação de "desaparecimento" pode ser agravada por uma falta de tempo para si mesmos, já que os cuidados com o bebê ocupam quase todas as horas do dia e da noite.

Contudo, apesar de todas essas dificuldades emocionais, a maternidade e a paternidade também trazem uma enorme satisfação. A conexão profunda que os pais desenvolvem com o bebê, o sorriso pela manhã, os primeiros sons e gestos, tudo isso gera um sentimento de amor e realização que compensa as noites mal dormidas e os momentos de incerteza. Os pais frequentemente descobrem uma nova capacidade de amar e cuidar, uma força interior que nunca souberam que possuíam. O amor incondicional que sentem pelo bebê se torna uma força motivadora, que os ajuda a superar os desafios e a enfrentar os altos e baixos da criação de um filho.

É fundamental que os pais encontrem maneiras de cuidar de si mesmos durante essa fase tão desafiadora. Reservar momentos para relaxar, buscar apoio de amigos ou familiares, e até pedir ajuda profissional, se necessário, são passos importantes para garantir a saúde emocional e mental. A paternidade é uma jornada compartilhada, e o bem-estar dos pais impacta diretamente o desenvolvimento emocional e psicológico do bebê. Por isso, é essencial que os pais reconheçam a importância do autocuidado e se permitam ser vulneráveis, buscando ajuda quando necessário.

O impacto emocional da maternidade e paternidade é multifacetado, cheio de altos e baixos. Embora seja uma experiência enriquecedora e cheia de amor, também é repleta de desafios que podem ser emocionalmente desgastantes. Ao compreender as mudanças que ocorrem, tanto no corpo quanto na mente, e ao estar abertos a buscar apoio e orientação, os pais podem navegar melhor por essa fase, criando uma base emocional sólida para si mesmos e para seus filhos.

# CAPÍTULO 14: FAMÍLIA E REDE DE APOIO

*A chegada de um bebê não impacta apenas os pais, mas também a família como um todo. Ter uma rede de apoio durante a gestação e nos primeiros meses de vida do bebê é crucial para garantir o bem-estar dos novos pais e o desenvolvimento saudável da criança. Esse capítulo aborda a importância da família e da rede de apoio, como ela pode ser organizada e de que forma todos os envolvidos podem contribuir para tornar essa jornada mais tranquila e harmoniosa.*

Quando um bebê nasce, a dinâmica familiar passa por uma transformação significativa. O casal, que até então estava focado em sua vida a dois, de repente se encontra imerso em um novo universo repleto de responsabilidades, tarefas e emoções. Embora a presença do pai e da mãe seja central para o cuidado do recém-nascido, a realidade é que os primeiros meses podem ser extremamente desafiadores. É aqui que o papel da família e da rede de apoio se torna fundamental.

Uma rede de apoio pode incluir uma variedade de pessoas: avós, tios, amigos próximos e até profissionais de saúde, como enfermeiras e doulas. Cada membro dessa rede oferece um tipo de ajuda única, que vai além das responsabilidades práticas e estende-se ao suporte emocional, que é igualmente importante. A mãe, por exemplo, pode estar exausta física e mentalmente devido à demanda constante de cuidar de um recém-nascido. É nesse momento que um membro da família pode intervir, ajudando em tarefas domésticas, cuidando do bebê por algumas horas para que os pais possam descansar ou, simplesmente, estando presente para ouvir e oferecer palavras de encorajamento.

As avós, em particular, costumam ter um papel significativo na rede de apoio. Muitas vezes, trazem consigo a experiência acumulada de terem criado seus próprios filhos, o que pode ser um recurso valioso para novos pais que se sentem inseguros. No entanto, é importante que essa ajuda seja oferecida com sensibilidade, respeitando os limites e as decisões dos novos pais. Cada geração pode ter suas próprias opiniões sobre como criar um bebê, e essas diferenças podem gerar atritos. Portanto, o apoio familiar deve ser sempre conduzido com empatia, colocando as necessidades da mãe, do pai e do bebê em primeiro lugar, sem impor crenças ou métodos que possam causar estresse adicional.

Outro aspecto importante da rede de apoio é o auxílio nas tarefas domésticas. Nos primeiros meses, cuidar de um bebê é um trabalho de tempo integral, e é comum que atividades como cozinhar, limpar a casa ou até tomar um banho se tornem desafiadoras. O apoio de familiares e amigos nessas áreas pode ser um alívio enorme. Pequenos gestos, como preparar uma refeição saudável ou ajudar a lavar a roupa do bebê, fazem uma grande diferença e permitem que os pais concentrem suas energias no cuidado com o recém-nascido e em se adaptarem à nova rotina.

Além da ajuda prática, a rede de apoio desempenha um papel crucial na saúde emocional dos pais. Durante a gestação e o puerpério, muitas mães experimentam uma montanha-russa de emoções. A oscilação hormonal, o cansaço e as novas responsabilidades podem ser avassaladores. Ter alguém com quem conversar, que possa escutar sem julgar, é um fator que ajuda imensamente na prevenção de condições como a depressão pós-parto. Pais que se sentem ouvidos e apoiados emocionalmente estão mais bem preparados para lidar com os desafios da paternidade.

O envolvimento de amigos próximos também é um componente valioso da rede de apoio. Muitas vezes, os amigos podem oferecer uma perspectiva mais leve e descontraída sobre a maternidade e a paternidade. Eles podem ajudar a aliviar o peso emocional com visitas curtas, conversas relaxantes ou até cuidando do bebê para que os pais possam desfrutar de um tempo juntos. Essas pequenas pausas são essenciais para o casal manter sua relação saudável e fortalecida, algo que muitas vezes é deixado de lado nos primeiros meses de vida do bebê.

Além do círculo familiar e de amigos, profissionais especializados podem ser uma parte fundamental da rede de apoio. Doulas, enfermeiras e consultoras de amamentação, por exemplo, podem oferecer orientações valiosas sobre o cuidado com o bebê e a mãe. As doulas, em particular, são treinadas para proporcionar apoio emocional, físico e informativo durante o período pós-parto. Elas podem ajudar com questões práticas, como amamentação e sono do bebê, ao mesmo tempo em que cuidam do bem-estar da mãe, oferecendo conforto e orientação em momentos de dúvida ou estresse.

No entanto, é essencial que os novos pais entendam que pedir ajuda não é um sinal de fraqueza ou de incapacidade. Muitas vezes, existe uma pressão para que os pais, especialmente as mães, sejam autossuficientes e capazes de lidar com todas as demandas da maternidade sozinhos. Essa expectativa, no entanto, é irreal e pode levar ao esgotamento. Aceitar a ajuda oferecida pela rede de apoio é uma forma de garantir que os pais mantenham sua saúde física e emocional, permitindo-lhes ser mais presentes e atenciosos para com o bebê.

A forma como essa rede de apoio é organizada depende das circunstâncias de cada família. Algumas podem contar com parentes que vivem próximos, enquanto outras precisam recorrer a amigos ou profissionais. O mais importante é que os pais se sintam confortáveis com o nível de envolvimento dessas pessoas e que a ajuda seja oferecida de maneira respeitosa. A comunicação aberta e honesta é fundamental para que a rede de apoio funcione de forma eficaz. Os pais devem sentir-se à vontade para expressar suas necessidades e limites, sem medo de parecerem ingratos ou sobrecarregados.

Por outro lado, a rede de apoio também deve estar atenta para não sobrecarregar os pais com visitas ou conselhos não solicitados. Muitas vezes, o desejo de ajudar pode resultar em uma presença excessiva, que pode aumentar o estresse dos novos pais. O equilíbrio é a chave: estar disponível quando necessário, mas também respeitar o tempo e o espaço da nova família. Cada família tem seu próprio ritmo de adaptação, e a rede de apoio deve ser uma fonte de encorajamento, em vez de mais uma pressão.

À medida que o bebê cresce e a rotina se estabiliza, o papel da rede de apoio pode mudar, mas sua importância permanece. Conforme os pais voltam ao trabalho ou lidam com outras demandas da vida, ter pessoas em quem confiar para cuidar do bebê ou dar suporte emocional continua sendo essencial. A rede de apoio evolui junto com a família, ajustando-se às novas necessidades e oferecendo um alicerce seguro para os pais, que, embora mais experientes, ainda podem precisar de suporte ao longo dos primeiros anos de vida da criança.

A construção de uma família envolve não apenas os pais e o bebê, mas todo um ecossistema de apoio que ajuda a garantir que essa nova fase da vida seja vivida com mais leveza, segurança e amor. A rede de apoio, composta por familiares, amigos e profissionais, é fundamental para que os novos pais possam se adaptar à paternidade de forma saudável, sem se sentirem sobrecarregados ou isolados. A união e colaboração entre todos os envolvidos criam um ambiente de cuidado e bem-estar, onde a criança pode crescer cercada de carinho e os pais podem desfrutar dessa nova etapa com mais tranquilidade.

# CAPÍTULO 15: O RELACIONAMENTO DO CASAL APÓS O NASCIMENTO

*O nascimento de um filho é um momento mágico e transformador, mas também traz consigo uma série de desafios que muitas vezes são inesperados. Enquanto o bebê se torna o centro das atenções, a relação entre o casal, que já passou por tantas fases e mudanças, agora precisa se adaptar a uma nova realidade. O tempo que antes era dedicado ao outro se vê tomado por fraldas, mamadas e noites sem dormir. Essa mudança pode causar um distanciamento temporário, gerar frustrações e até incertezas sobre o futuro da relação.*

A chegada de um bebê transforma a vida de um casal de maneiras profundas e permanentes. O nascimento de uma criança traz uma imensidão de sentimentos, responsabilidades e, por vezes, desafios inesperados. Enquanto o foco inicial geralmente recai sobre o bebê e suas necessidades, o relacionamento entre os pais também passa por uma fase de adaptação e transformação, que é fundamental para o bem-estar de toda a família.

Nos primeiros meses após o nascimento, a rotina do casal sofre uma reviravolta. O sono interrompido, a constante demanda por atenção e os cuidados com o bebê podem ser exaustivos e, inevitavelmente, acabam afetando a dinâmica do casal. O cansaço físico e emocional muitas vezes toma o lugar da intimidade e da conexão que os dois estavam acostumados a ter. Isso é completamente natural, mas pode gerar uma sensação de distanciamento entre os parceiros, fazendo com que alguns casais sintam que estão mais separados do que antes.

É importante lembrar que essa fase de adaptação é normal e temporária. O nascimento de um bebê exige uma nova organização, tanto das tarefas do dia a dia quanto do tempo dedicado ao relacionamento. O casal, agora, precisa aprender a conciliar as novas responsabilidades com a manutenção de sua relação. O bebê é uma parte essencial dessa nova realidade, mas o casal continua a ser o alicerce da família. Cuidar do relacionamento não é apenas benéfico para os pais, mas também cria um ambiente emocionalmente saudável para a criança.

Uma das maiores dificuldades que o casal enfrenta nesse período é a falta de tempo para si mesmos. As demandas constantes do bebê podem fazer com que momentos de intimidade, de conversa ou até mesmo de descanso conjunto se tornem raros. Contudo, é crucial que o casal encontre maneiras de se reconectar, ainda que de forma simples. Pequenos gestos, como compartilhar uma refeição tranquila quando o bebê estiver dormindo ou ter uma breve conversa no final do dia, podem ajudar a manter o laço entre os dois.

A comunicação é um dos pilares mais importantes nessa nova fase. O casal precisa aprender a expressar suas emoções, suas frustrações e seus desejos de forma clara e empática. Muitas vezes, as pressões e o cansaço do dia a dia podem resultar em mal-entendidos ou sentimentos de sobrecarga, especialmente quando um dos parceiros sente que está assumindo mais responsabilidades do que o outro. Ter diálogos abertos sobre o que cada um está sentindo pode ajudar a evitar o acúmulo de ressentimentos. Dividir as responsabilidades de forma equilibrada, tanto em relação ao bebê quanto às demais tarefas domésticas, também contribui para manter o relacionamento mais harmonioso.

A presença de um novo membro na família também pode despertar novas formas de conexão. A paternidade compartilhada traz uma oportunidade única para o casal se ver sob uma nova perspectiva. O vínculo que ambos constroem com o bebê, o cuidado e a dedicação que ambos oferecem, podem fortalecer a relação ao longo do tempo. Muitos casais relatam que, embora o início seja desafiador, o amor por seu filho e a experiência de criá-lo juntos traz uma nova dimensão ao relacionamento, criando uma sensação de parceria ainda mais forte.

No entanto, é fundamental que o casal se lembre de si mesmo como um casal, além de serem pais. Manter a identidade da relação, fora do papel de "mãe" e "pai", é importante para o equilíbrio emocional de ambos. Isso pode significar reservar momentos para o casal quando possível, seja uma saída breve ou até mesmo um filme em casa, onde possam se reconectar e relaxar como antes. Essas pausas são valiosas para recarregar as energias e fortalecer o vínculo afetivo.

Outro aspecto a ser considerado é a vida sexual do casal, que também passa por mudanças. Após o nascimento, a intimidade física pode diminuir por uma série de razões – cansaço, mudanças no corpo da mãe, novas responsabilidades, ou até mesmo questões emocionais. É importante que o casal tenha paciência e seja compreensivo um com o outro. O desejo pode demorar a voltar à sua normalidade, e isso não significa que há algo de errado com a relação. Respeitar o tempo e o espaço de cada um, enquanto mantêm o diálogo aberto sobre seus sentimentos e necessidades, ajuda a manter a intimidade viva, ainda que em um novo formato.

Além disso, o suporte emocional que o casal oferece um ao outro é crucial durante essa fase. Ambos estão vivendo uma montanha-russa de emoções, e ter alguém ao lado para dividir os altos e baixos faz toda a diferença. O reconhecimento das dificuldades e o encorajamento mútuo criam uma rede de suporte dentro da própria relação. Estar presente emocionalmente para o outro, ouvir e oferecer carinho quando possível, mesmo em meio ao caos, é um dos maiores presentes que podem se dar como casal.

É importante lembrar que, se as dificuldades na relação se intensificarem ou parecerem intransponíveis, buscar ajuda externa, como a orientação de um terapeuta familiar ou de casal, pode ser uma escolha muito saudável. A terapia oferece um espaço seguro para discutir questões que podem estar se acumulando, e pode ajudar o casal a redescobrir a conexão e a harmonia em meio aos novos desafios.

Por fim, vale reforçar que a paternidade e a maternidade são uma jornada compartilhada. Os desafios são grandes, mas as recompensas são imensuráveis. Manter o relacionamento forte e saudável é essencial não apenas para os pais, mas também para a criança, que cresce em um ambiente onde o amor, o respeito e a parceria são os pilares da família. A relação do casal, quando nutrida, se torna um reflexo positivo para o bebê, que aprenderá, desde cedo, o valor do cuidado mútuo, da paciência e do amor.

A chegada de um bebê muda tudo, mas também pode trazer o casal para um nível mais profundo de conexão e parceria. Adaptar-se a essa nova fase, com paciência, compreensão e muito amor, é a chave para manter o relacionamento forte e duradouro.

# CAPÍTULO 16: QUANDO E COMO PEDIR AJUDA PROFISSIONAL

*A chegada de um bebê é um dos momentos mais emocionantes da vida, mas também pode ser uma fase marcada por dúvidas, desafios e sobrecarga emocional. Por mais que os pais se preparem e busquem estar prontos para enfrentar essa nova realidade, existem situações em que as dificuldades parecem ir além do esperado. Muitas vezes, o cansaço físico, as pressões emocionais e os desafios práticos da paternidade podem se acumular, gerando um sentimento de exaustão e até de impotência.*

A chegada de um bebê é um dos momentos mais marcantes e desafiadores na vida de qualquer casal. Junto com a alegria e o encanto, vêm também as exigências emocionais, físicas e psicológicas. É um período de adaptações constantes e de muita aprendizagem. No entanto, apesar de todo o esforço e dedicação, pode haver momentos em que as coisas se tornem mais difíceis do que o esperado. Nessas horas, pedir ajuda profissional pode ser a diferença entre continuar sobrecarregado e encontrar soluções saudáveis e eficazes para as questões enfrentadas.

Muitas vezes, o instinto dos pais é tentar lidar com todos os desafios sozinhos, como se buscar apoio significasse uma falha ou um sinal de fraqueza. No entanto, reconhecer a necessidade de ajuda não é uma demonstração de incapacidade, mas sim de autocuidado e de compromisso com o bem-estar de todos os envolvidos — da mãe, do pai e do bebê. Saber identificar o momento certo para buscar ajuda profissional é crucial para manter a saúde mental e emocional durante essa fase tão transformadora.

A primeira e mais óbvia situação em que a ajuda profissional pode ser necessária é relacionada à saúde mental. Após o nascimento, especialmente nas primeiras semanas e meses, muitas mães experimentam uma grande variação de emoções. Isso pode incluir sentimentos de ansiedade, tristeza ou exaustão extremos. Para algumas mães, esses sentimentos são uma parte normal do processo de recuperação e adaptação ao novo papel de mãe. No entanto, em outros casos, pode ser um sinal de algo mais sério, como a depressão pós-parto.

A depressão pós-parto é mais comum do que se imagina, afetando até 20% das mulheres após o nascimento de seus bebês. Ela vai além de um simples cansaço ou estresse e pode incluir sintomas como tristeza profunda, falta de interesse nas atividades diárias, dificuldade de se conectar com o bebê, irritabilidade, distúrbios de sono e até pensamentos de autoagressão ou de machucar o bebê. Nesses casos, é fundamental que a mãe ou os familiares próximos reconheçam esses sinais e busquem a ajuda de um profissional, seja um psicólogo ou um psiquiatra. A intervenção precoce pode fazer uma enorme diferença, proporcionando à mãe o apoio emocional e, em alguns casos, o tratamento adequado para sua recuperação.

O pai, também, pode ser afetado emocionalmente pela chegada do bebê. O esgotamento físico, o estresse de novas responsabilidades e a pressão para dar suporte à mãe e ao bebê podem fazer com que ele experimente altos níveis de ansiedade ou depressão. Embora menos discutido, a depressão pós-parto paterna também é uma realidade para muitos homens, e pedir ajuda nesse momento é tão importante quanto para a mãe. Buscar aconselhamento ou terapia pode fornecer ferramentas para lidar com o estresse e o ajudar a se reconectar consigo mesmo e com sua nova realidade familiar.

Além das questões emocionais, o casal pode enfrentar dificuldades na dinâmica do relacionamento, como vimos anteriormente. A terapia de casal pode ser uma saída poderosa para casais que se veem sobrecarregados pelas mudanças e tensões que a chegada de um bebê pode trazer. Conversar com um terapeuta especializado em famílias e relacionamentos pode ajudar a restabelecer a comunicação, fortalecer a parceria e dispor de novas estratégias para lidar com conflitos e pressões.

Outra área em que a ajuda profissional pode ser útil é em relação ao desenvolvimento do bebê. Embora seja normal que os pais tenham dúvidas sobre o desenvolvimento físico e emocional da criança, às vezes surgem preocupações mais sérias. Caso o bebê apresente algum atraso significativo no desenvolvimento, dificuldades de alimentação, sono ou comportamento, procurar orientação de um pediatra, terapeuta ocupacional, fonoaudiólogo ou psicólogo infantil pode ser essencial para entender o que está acontecendo e buscar a melhor maneira de apoiar a criança.

Muitos pais também se deparam com desafios relacionados à amamentação. Embora o aleitamento materno seja uma experiência natural para muitas mães, para outras, pode ser uma fonte de estresse e frustração. Dificuldades como pega incorreta, dor nos seios, baixa produção de leite ou questões emocionais ligadas à amamentação podem transformar esse momento em algo extremamente desgastante. Nesses casos, buscar o apoio de um consultor de amamentação ou de um especialista em lactação pode aliviar a pressão, ajudando a mãe a encontrar soluções práticas e a melhorar sua experiência de amamentação.

É importante mencionar que pedir ajuda profissional não significa que os pais estão falhando em seu papel. Pelo contrário, significa que eles estão comprometidos em buscar o melhor para si e para o bebê. A pressão para "dar conta de tudo" pode ser esmagadora, e é exatamente por isso que existem especialistas treinados e prontos para ajudar.

O pediatra, por exemplo, é uma figura chave nos primeiros anos de vida do bebê. Não hesite em fazer perguntas e expressar suas preocupações durante as consultas de rotina. O mesmo vale para outros profissionais, como enfermeiras especializadas em cuidados neonatais, psicólogos, fisioterapeutas e consultores de sono. Cada um deles pode oferecer orientações preciosas que aliviarão as ansiedades dos pais e contribuirão para o desenvolvimento saudável da criança.

Por fim, vale lembrar que cuidar da saúde mental e emocional dos pais é tão importante quanto cuidar do bebê. Muitas vezes, o bem-estar dos pais é deixado de lado em meio às exigências do recém-nascido, mas a verdade é que um pai ou uma mãe, emocionalmente saudáveis estarão mais preparados para oferecer o melhor cuidado ao bebê. E se isso significa buscar ajuda profissional, então esse é um passo importante e necessário.

Buscar apoio é um ato de coragem e de responsabilidade. Seja na forma de aconselhamento, terapia, consultas médicas especializadas ou suporte na amamentação, os pais que se permitem pedir ajuda estão, na verdade, fortalecendo sua capacidade de cuidar da família. Essa jornada não precisa ser enfrentada sozinha, e a rede de profissionais disponíveis existe justamente para garantir que os pais e o bebê tenham uma experiência mais saudável e equilibrada, mesmo em meio aos desafios.

# UMA JORNADA DE AMOR, APRENDIZADO E CONEXÃO

Chegar ao final deste livro é como dar os primeiros passos nessa aventura incrível que é ser mãe e pai. A paternidade é uma jornada de descobertas, uma mistura de emoções intensas, desafios e momentos de pura felicidade. Ao longo dos capítulos, mergulhamos em tudo o que envolve cuidar de um bebê e nos preparamos para as surpresas – boas e difíceis – que esse caminho traz. Mas o mais importante é lembrar que, embora os desafios possam parecer grandes, cada um deles é compensado pelo amor, pelo crescimento e pelas pequenas vitórias diárias.

Lá no início, conversamos sobre o turbilhão de sentimentos que acontece durante a gravidez, especialmente para a mãe. O corpo muda, a mente fica em constante movimento, e é natural que surjam preocupações e dúvidas. Como será que vou dar conta? Será que estou preparada? Essas perguntas são comuns, e tudo bem sentir um misto de ansiedade e empolgação. A maternidade é um processo de transformação. Aceitar essa montanha-russa emocional, entender que não existe perfeição, e se permitir viver cada etapa ao seu ritmo é uma das maiores lições que a gestação traz. E, para isso, o apoio emocional e o carinho das pessoas ao redor fazem toda a diferença.

Depois, falamos sobre o lado prático: o enxoval, a organização do dia a dia com o bebê e a construção de uma rotina. Isso pode parecer assustador à primeira vista, mas com o tempo, as coisas começam a se encaixar. A rotina traz segurança, não só para o bebê, mas também para os pais. Com o passar dos dias, você vai percebendo que cada troca de fralda, cada mamada e cada noite sem dormir fazem parte desse processo de adaptação. E tudo bem se, em alguns momentos, parecer caótico. Faz parte.

Outro ponto que exploramos foi a importância do pai nessa história toda. A criação de um filho é um trabalho em equipe. Ter o pai presente, não só fisicamente, mas emocionalmente envolvido, é essencial. O pai não é apenas um "ajudante", ele é parte fundamental da vida do bebê desde o início. Quando ambos os pais dividem as responsabilidades, seja nas tarefas do dia a dia ou no cuidado emocional, o vínculo entre eles e com o bebê se fortalece. Além disso, o bebê cresce sentindo-se cercado de amor e atenção, algo que contribui para seu desenvolvimento emocional e psicológico.

E, claro, não podemos esquecer da importância da rede de apoio. Criar um filho é uma tarefa que, embora seja profundamente gratificante, pode ser exaustiva e desafiadora. É aqui que a rede de apoio — seja ela composta por familiares, amigos ou profissionais — entra em cena. Ter pessoas por perto que possam oferecer conselhos, ajudar com as tarefas práticas ou simplesmente estar ao lado para ouvir e apoiar faz toda a diferença. Muitas vezes, são esses momentos de troca e companhia que trazem o alívio necessário para seguir em frente com mais leveza. Não é preciso carregar todo o peso sozinho.

Chegar ao final deste livro é como dar um respiro profundo antes de continuar nessa jornada desafiadora e cheia de amor. O caminho à frente não será sempre fácil, mas cada momento, cada sorriso e cada conquista fazem com que tudo valha a pena. Agora, com as informações e reflexões que compartilhamos, esperamos que você se sinta mais preparado e acolhido para viver plenamente essa maravilhosa aventura da paternidade e maternidade.

Lembre-se, não existe uma receita única para criar um filho, mas com amor, paciência e uma boa dose de flexibilidade, você vai encontrar o seu próprio caminho — e ele será repleto de momentos inesquecíveis.